AF473261

FACULTÉ DE DROIT DE PARIS.

THÈSE

POUR LE DOCTORAT.

L'acte public sur les matières ci-après sera soutenu,
le mercredi 21 mars 1855, à huit heures et demie,

Par SÉGUIER,

AVOCAT A LA COUR IMPÉRIALE.

Président : M. **OUDOT**, professeur.

SUFFRAGANTS : MM. **DURANTON**, **ROYER-COLLARD**, **PELLAT**, Professeurs. **ROUSTAIN**, Suppléant.

Le Candidat répondra en outre aux questions qui lui seront faites sur les autres matières de l'enseignement.

PARIS.

VINCHON, FILS ET SUCCESSEUR DE Mme Ve BALLARD,
IMPRIMEUR DE LA FACULTÉ DE DROIT,
Rue Jean-Jacques Rousseau, 8.

1855.

1390

A MON PÈRE, A MA MÈRE.

DROIT ROMAIN.

DE LA SUBSTITUTION VULGAIRE.

CHAPITRE Ier.

NOTIONS HISTORIQUES, PRÉLIMINAIRES.

La substitution vulgaire, qui n'est à vrai dire qu'une institution au second degré devant suppléer la première si elle vient à manquer, a été probablement en usage en même temps que les institutions d'héritier elles-mêmes. Elle était en pleine vigueur sous la république, comme l'atteste ce passage suivant de Cicéron : « *Hac eum tunc mente fuisse*, dit le célèbre écrivain, *qui testamentum fecisset, ut si filius heres non esset, Marcus Curius esset heres.* »

Sous les empereurs, après que les lois Julia et Papia Poppæa eurent mutiplié les causes d'incapacités de recevoir, comme nous le verrons dans notre chapitre troisième, l'usage de cette substitution devint encore plus fréquent. Au surplus, l'importance que les Romains attachaient à ne point mourir intestats, sans doute parce que dans l'origine les plébéiens avaient arraché le droit de tester aux patriciens qui en jouissaient exclusivement, suffisait bien pour populariser et justifier le nom de cette substitution, dite vulgaire.

CHAPITRE II.

NATURE ET CARACTÈRES CONSTITUTIFS DE LA SUBSTITUTION VULGAIRE.

La substitution vulgaire, nous l'avons déjà dit, est une institution *subsidiaire;* son caractère est donc de remplacer une institution qui vient à défaillir, soit parce que les premiers institués refusent ou sont incapables de recueillir; son but est d'empêcher le testament de rester sans effets. Elle se produit en général de la manière suivante : « Primus heres esto, « dit le testateur; si Primus *heres non erit,* Se- « cundus heres esto. » La substitution vulgaire revêt plusieurs formes différentes : ainsi elle est expresse quand le testateur l'a écrite clairement, comme dans l'exemple que nous citions à l'instant.

Elle peut être tacite dans le cas où le testateur ne l'a pas écrite expressément dans son testament, comme dans l'exemple suivant que nous empruntons au jurisconsulte Celsus : « Titius et Seius, uterve eorum vivet, heres mihi « esto; altero mortuo, existimo, eum qui su- « pererit ex asse heredem fore. »

On distingue encore la substitution vulgaire faite en peu de mots, *breviloqua*, dit Pothier, qui existe lorsque le testateur a fait un testament ainsi conçu : « Primus, Secundus, Tertius « heredes sunto; si Primus heres mihi non sit, « quisquis mihi heres herit, heres esto. »

A côté de la substitution vulgaire faite en peu de mots, on place généralement la substitution vulgaire réciproque , dont Papinien nous donne un exemple dans la loi 23, livre 28, titre 6, au Digeste : « Qui plures heredes insti- « tuit, ita scripsit : eosque omnes invicem sub- « stituo : post, aditam a quibusdam ex his he- « reditatem, uno eorum defuncto, si conditio « substitutionis extitit, alio herede partem suam « repudiante, ad superstites tota portio perti- « nebit, quoniam invicem in omnem causam « singuli substituti videbuntur. Ubi enim quis « heredes instituit et ita scribit, eosque invi-

« cem substituo, hi substitui videbuntur qui « heredes extiterunt. »

Nous voyons par cette loi qu'une condition essentielle à la substitution réciproque, pour qu'elle produise son effet, est que le substitué vive encore au moment où s'ouvre la substitution vulgaire réciproque.

La substitution vulgaire est simple quand elle ne comprend qu'un degré de substitution; elle est graduelle quand elle comprend plusieurs degrés. Marcien en donne un exemple dans le cas suivant : « Potest quis, dit-il, in testamento « plures gradus heredum facere; puta *si ille « heres non erit, ille heres esto*, et deinceps plu- « res. »

Le testateur peut choisir pour substitué toute personne avec laquelle il a faction de testament, c'est-à-dire qu'il pourrait instituer. Il peut substituer vulgairement le substitué à lui-même. Mais, pour que cette substitution puisse produire son effet, il faut que les circonstances dans lesquelles elle doit se réaliser ne soient pas celles de l'institution. Ainsi serait valable la substitution vulgaire suivante : « J'institue Primus mon héritier, si tel navire arrive d'Asie; je substitue purement et simplement Primus à lui-même. » En effet, la substitution sera de quelque avantage pour Primus si la condition ne se réalise pas, puisque, dans ce cas, sans la substitution vulgaire il n'eût rien recueilli.

CHAPITRE III.

EFFETS DE LA SUBSTITUTION VULGAIRE.

L'effet principal de la substitution vulgaire est de mettre le substitué au lieu et place de l'institué qui, pour une cause ou une autre, ne recueille pas l'hérédité. Le testateur évite ainsi ce que le citoyen romain redoutait tant, de mourir intestat, surtout s'il a soin d'instituer en dernier lieu son esclave, qui deviendra son héritier nécessaire.

Le substitué peut parfois concourir avec l'institué. Ce résultat aura lieu : 1° dans l'exemple donné par les Institutes de Justinien, dans le paragraphe 4 du titre *De vulgari substitutione*. Voici l'espèce : Une personne institue héritier un esclave étranger qu'elle croit chef de famille, et lui substitue Mævius dans le cas où il ne serait pas son héritier, *si heres non erit*. L'esclave fait adition par ordre de son maître, il n'est pas héritier dans le sens du testateur ; dès lors il semble que Mævius, le substitué, devrait recueillir toute l'hérédité. Le texte cite cependant une décision de Tibère par laquelle l'institué prend la moitié de l'hérédité, et Mævius, le substitué, l'autre moitié. Des interprètes, ne pouvant justifier ce résultat si contraire à l'intention du testateur, ont dit que la volonté souveraine de Tibère, jugeant dans sa propre cause, était la raison de cette décision.

On peut cependant, par un raisonnement rigoureux mais subtil peut-être, justifier cette décision. Ici deux principes également vrais se rencontrent : la première institution n'est pas nulle ; d'un autre côté, ne se réalisant pas dans le sens que lui donnait le testateur, la substitution doit s'ouvrir ; alors l'institué et le substitué venant tous les deux, ils partagent.

2° Gaïus, dans son commentaire II, § 177 et 178, nous donne un second exemple de substitué concourant avec l'institué. Voici l'espèce : Un testateur a institué Titius en ces termes : *Titius heres esto ; si non creveris, tum Publius Mævius heres esto.* Titius, au lieu de faire adition par la crétion, a fait adition, ou *pro herede gerendo*, ou *nuda voluntate.* Alors Mævius, le substitué, partage avec lui et prend la moitié de la succession, parce que la condition de la substitution s'est réalisée. Ce résultat s'explique par le raisonnement que nous avons fait dans le premier exemple, mais ce second exemple sera mieux compris quand nous aurons dit quelques mots de la crétion.

A Rome, l'héritier externe institué devait

accepter l'hérédité par une des trois manières suivantes :

1° Par une déclaration sacramentelle qui portait le nom de crétion ;

2° Par une déclaration expresse mais non solennelle (*nuda voluntate*) ;

3° Par des actes d'héritier qui indiquaient qu'il avait accepté (*pro herede gerendo*).

La crétion n'avait lieu qu'autant que le testateur l'avait imposée, se proposant ainsi de fixer à son héritier un délai pour examiner l'hérédité, délibérer et l'accepter, faute de quoi il était déchu si le testateur à la formule de la crétion avait ajouté : *quod ni ita creveris exheres esto* (Gaïus, commentaire II, p. 165). Le délai était ordinairement de cent jours. Quand le testateur avait mis dans la formule les mots : *quibus scies poterisque*, les cent jours ne couraient que du moment où l'institué avait eu connaissance du testament; cette crétion s'appelait *cretio vulgaris* (Gaïus, comment. II, p. 191, 192). En l'absence des mots : *quibus scies poterisque*, le délai fatal courait du jour de la mort du *de cujus*, malgré l'ignorance de l'institué; cette crétion se nommait *cretio continua;* elle était rare.

Le partage entre l'institué et le substitué n'a lieu qu'autant que la formule de la crétion ne comprend pas les mots : *quod ni ita creveris exheres esto;* dans ce cas, le substitué prendrait toute l'hérédité (Gaïus, com. II, p. 177).

3° La loi 48, au Digeste, livre 28, titre 6, nous fournit un troisième cas de concours du substitué avec l'institué. Voici l'espèce : Deux personnes sont en commun propriétaires d'une esclave, le *de cujus* a institué l'esclave et lui a substitué Mævius, *si heres non erit.* Un des deux propriétaires donne à son esclave l'ordre de faire adition, l'autre ne le fait pas; la loi décide qu'il y a lieu à la substitution, mais que Mævius, le substitué, ne prendra que la moitié de l'hérédité.

Nous avons dit que la substitution vulgaire pouvait être expresse, tacite, réciproque. Les effets de la substitution vulgaire réciproque offrent de l'intérêt tant sous l'empire des lois caducaires que sous Justinien qui les abrogea en 534.

Pour bien traiter la question, disons préalablement quelques mots des lois caducaires.

Les derniers temps de la république, signalés par les guerres intestines que se firent les plus illustres citoyens, avaient tristement défiguré toutes les institutions. La qualité de citoyen, à laquelle les Romains attachaient autrefois tant de prix, était prodiguée aux esclaves. Les mœurs et avec elles la famille s'en allaient.

Dès qu'Auguste eut consolidé son pouvoir, il fit des lois pour remédier à ces maux.

Les lois Ælia Sentia et Furia Caninia restreignirent les affranchissements par libéralités testamentaires.

La loi Julia, *de adulteriis*, édicta des peines terribles contre la femme ou le mari adultères : la femme convaincue de ce crime perd la moitié de sa dot, le tiers de ses biens, et est reléguée dans une île (Paul, liv. II, tit. 27, § 14); le mari adultère perd la moitié de ses biens et est relégué dans une île (Paul, liv. II, tit. 26, § 14). Cette loi permet au père de venger l'honneur de sa fille en punissant de mort son complice : « *Capite secundo legis Juliæ de adul-* « *teriis, permittitur patri, tam adoptivo quam* « *naturali, adulterum cum filia, cujuscumque* « *dignitatis domi suæ vel generi deprehensum,* « *sua manu cecidere.* » (Paul, liv. II, § 1, tit. 26.)

Le mari qui a tué sa femme adultère mérite toute l'indulgence du juge : « *Maritum, qui* « *uxorem deprehensam cum adultero occidit,* « *quia hoc impatientia justi doloris admisit,* « *lenius puniri placuit. Occiso adultero, dimit-* « *tere statim maritus debet uxorem, atque ita* « *triduo proximo profiteri cum quo adultero et* « *in quo loco uxorem deprehenderit.* » (Paul, liv. II, tit. 27, § 5 et 6.)

Comme nous l'avons dit plus haut, les mœurs offraient le spectacle d'une dépravation étonnante dans les derniers temps de la république. Le mariage avait été abandonné ou changé en libertinage par des divorces annuels; ce qui avait fait dire que les dames romaines comptaient les années par le nombre de leurs maris. Pour mettre une fin à cet état de choses, Auguste chercha à régler le mariage, à imposer des peines pécuniaires aux célibataires, et à offrir des récompenses du même genre aux gens mariés ayant des enfants légitimes.

La loi Julia, *de maritandis ordinibus*, proposée aux comices en 737, ne passa guère que vingt ans après.

Une seconde loi, la loi Papia Poppæa, rendue en 762, compléta ce système de législation. La loi Julia fut refondue dans cette dernière; les jurisconsultes romains les nomment *lex Julia et Papia* et *leges*, les lois par excellence.

Ces lois forment un monument législatif considérable, et firent une vive impression dans la société, à en juger par le nombre de jurisconsultes qui les commentèrent.

Elles réglèrent les fiançailles et le mariage; les sénateurs et leurs enfants ne pouvaient pas épouser des affranchies; les autres ingénus ne pouvaient s'unir avec des femmes adultères ou condamnées (Ulpien, tit. 13, § 1 et 2).

Le divorce ne leur échappa pas, ainsi que le prouve le tit. 14 d'Ulpien, au livre de ses Règles.

Le mari ou la femme ne pouvait recueillir les donations faites par son conjoint qu'en remplissant les conditions exigées par ces lois (*vir et uxor aliquando inter se solidum capere possunt velut*... (Ulpien, tit. 16). Au surplus, ceci n'est vrai d'une manière générale qu'après le sénatus-consulte d'Antonin Caracalla, qui permit les donations entre époux.

Avant ce sénatus-consulte, les lois caducaires ne pouvaient s'appliquer qu'aux donations entre époux, tolérées quand elles n'avaient pas pour effet d'appauvrir le donateur pour enrichir le donataire, comme la donation d'un lieu de sépulture, et aux donations faites *mortis causa*.

Enfin, ces lois s'occupèrent des hérédités et des legs; elles fixèrent des conditions pour pouvoir recueillir par succession (*persona cœlibis capere non potest propter legem Juliam*, Ulpien, tit. 22, § 3); elles reculèrent le moment où il fallait être capable pour recueillir; d'après le droit ancien, un héritier sien et nécessaire institué purement et simplement ou à terme, un légataire institué de même, n'avaient besoin d'être capables de recueillir qu'au moment de la mort du défunt *de cujus*. D'après ces lois, la capacité devait encore exister au moment de l'ouverture du testament (*legatorum quæ pure vel in diem certum relicta sunt, dies cedit antiquo quidem jure ex mortis testatoris tempore, per legem autem Papiam Poppæam ex apertis tabulis testamenti,* Ulpien, tit. 24, § 31).

Le sénatus-consulte Pégasien appliqua ces lois aux hérédités fidéicommissaires (Gaius, comment. 2, § 286).

Voici maintenant les règles expresses de ces lois; elles se réduisent à trois :

I. Ont le *jus capiendi*, c'est-à-dire peuvent recueillir, les *patres*, ou ceux qui le sont devenus dans les cent jours de la mort du défunt.

Cette première règle souffre trois exceptions :

1° Les descendants et ascendants jusqu'au troisième degré du *de cujus*, quoique non *patres*, peuvent recueillir (Ulpien, tit. 18).

2° Les cognats jusqu'au sixième degré du *de cujus*, peuvent recueillir, quoique non *patres* (Fragments du Vatican, § 215, 216, 217).

Favorisés d'un côté, ces cognats étaient privés du curieux privilége d'assigner un autre tuteur à leur place, quand cette charge leur incombait (Paul, liv. 2 de ses Sentences, tit. 28 et 29; Ulpien, tit. 16).

3° Les personnes qui n'étaient pas en faute de n'avoir pas satisfait aux conditions, c'est-à-dire les hommes mineurs de vingt-cinq ans, les femmes mineures de vingt ans, les hommes majeurs de soixante ans, les femmes majeures de cinquante ans (Ulpien, tit. 16, § 1, au livre de ses Règles).

II. Ont le *jus capiendi*, mais pour moitié, les hommes ou femmes mariés, mais sans un enfant au moins adoptif. Cette seconde règle reçoit les trois exceptions rapportées à la première règle.

III. Ont le *jus caduca vindicandi* les institués *patres*. Cette règle ne souffre pas d'exception; ainsi, on peut avoir le *jus capiendi* sans avoir le *jus caduca vindicandi*. Toutefois, seulement pour les parts quasi-caduques, c'est-à-dire vacantes d'après le droit civil, les ascendants et descendants jusqu'au troisième degré ont le *jus antiquum*, quoique non *patres*, et peuvent recueillir les parts quasi-caduques, par droit d'accroissement.

Une hérédité, un legs sont caducs, quand les institués ne peuvent pas les recueillir, parce qu'ils ne remplissent pas les conditions des lois Julia et Papia. « Quod quis sibi testamento relic-« tum ita ut jure civili capere possit, aliqua ex « causa non ceperit, caducum appellatur, veluti « ceciderit ab eo verbi gratia si cælibi vel latino « Juniano legatum fuerit nec intra dies centum « vel cælebs legi paruerit vel Latinus jus quiri-« tium consecutus sit » (Ulpien, tit. 17).

Une hérédité, un legs, sont quasi-quaducs quand l'institué manque de les recueillir, indépendamment des lois caducaires, par exemple parce qu'il est mort avant le *de cujus* ou a répudié son hérédité. Les lois Julia et Papia s'appliquent même à ces cas.

Que devenaient ces hérédités ou ces parts d'hérédités caduques? Les lois caducaires, par leur toute-puissance, les attribuaient aux institués *patres*, qui les recueillaient avec leurs charges. « Caduca cum suo onere fiunt, ideoque « libertates et legata et fideicommissa ab eo data « ex cujus persona hereditas caduca facta est, « salva sunt » (Ulpien, tit. 18). Ce mode d'acquisition était rangé parmi les modes d'acquérir la propriété : « lege nobis adquiritur velut caducum ex lege Papia Poppæa » (Ulpien, tit. 19, § 17).

Que si parmi les institués il ne se trouvait personne ayant le *jus caduca vindicandi*, c'est-à-dire étant *pater*, le fisc s'emparait des parts caduques. (Ulpien, tit. II, § 2.)

Il en fut ainsi, même après Antonin Caracalla, bien que des auteurs aient vu dans ces mots : « Ex constitutione imperatoris Anto- « nini *omnia* caduca fisco vindicantur, » un changement de législation ôtant les parts caduques aux coinstitués *patres*. Nous fondons notre opinion sur un passage d'Ulpien, postérieur à la constitution d'Antonin Caracalla, où il semble dire que les règles du *jus caduca vindicandi* ne sont pas changées. « Si quis in frau-

« dem tacitam fidem accommodaverit, ut non « capienti fideicommissum restituat, nec qua- « drantem eum deducere senatus censuit, nec « caducum vindicare ex eo testamento, si libe- « ros habeat. » (Ulpien, tit. xxv, § 17.)

Suivant nous, Caracalla n'a fait que réunir en une seule les caisses de l'ærarium et du fisc. Auguste, on le sait, avait divisé le trésor comme les provinces : l'ærarium était la caisse du peuple ; le fisc était celle de l'empereur. Antonin Caracalla supprimant l'ærarium, les parts caduques qui y seraient tombées avant lui durent nécessairement alors tomber dans celle du fisc ; enfin, un changement aussi important aurait laissé de nombreuses traces dans les ouvrages des jurisconsultes : or, ils n'en parlent pas. Le testateur qui voulait éviter ces résultats produits par les lois caducaires, ne devait pas négliger de substituer réciproquement ses héritiers ou légataires. Soient trois héritiers : Primus, Secundus et Tertius, non substitués réciproquement. Primus n'est ni *pater* ni dans une des trois exceptions à la règle du *jus capiendi* mentionnées plus haut; sa part est donc caduque.

Secundus a le *jus capiendi*, mais non le *jus caduca vindicandi*, parce que, par exemple, il est un des cognats jusqu'au sixième degré du *de cujus*, et que du reste il est *cœlebs*.

Tertius est *pater;* Tertius recueillera à lui seul la part caduque.

Supposons maintenant les trois institués substitués réciproquement; le résultat ne sera plus le même. La part de Primus étant toujours caduque parce qu'il n'est ni *pater*, ni *cælebs* favorisé, Secundus et Tertius en prendront chacun la moitié, car, ayant tous les deux le *jus capiendi*, ils peuvent venir comme substitués.

Les lois caducaires ne s'appliquaient ni aux hérédités ab intestat, ni au cas où le testateur n'avait institué qu'un seul héritier. Même sous Justinien, après l'abrogation des lois caducaires, la substitution réciproque produira un effet différent du droit d'accroissement.

Soient Primus, Secundus et Tertius institués et non substitués réciproquement. Primus répudie sa part, qui devient ainsi vacante; Secundus meurt après avoir fait adition; Tertius fait adition; que deviendra la part de Primus? L'héritier de Secundus et Tertius en prendront chacun la moitié, parce que le droit d'accroissement réunit la portion vacante aux portions déjà recueillies, et augmente non-seulement la part du survivant, mais aussi la part qu'un héritier décédé a transmise dans sa propre hérédité. « Si ex pluribus legitimis here-« dibus quidam omiserint hereditatem, vel

« morte vel alia causa impediti fuerint quomi-
« nus adeant, reliquis qui adierint adcrescit
« eorum portio; et licet ante decesserint qui
« adierint, ad heredes tamen eorum pertinet. »
(Institutes, lib. III, tit. IV, § 4.)

Au contraire, Primus, Secundus et Tertius ont été institués et substitués réciproquement. Secundus meurt après avoir fait adition; Primus répudie sa part, qui devient ainsi vacante; Tertius fait adition. Seul il prendra la part vacante de Primus, à l'exclusion de l'héritier de Secundus, parce que le bénéfice de la substitution est personnel aux héritiers substitués, qui vivent encore au moment de l'ouverture de la substitution. « Ubi enim quis heredes instituit et ita « scribit eosque invicem substituo, hi substitui « videbuntur qui heredes exstiterunt. » (Papinien, loi 23, tit. XXVIII, au Digeste.)

Sous Justinien, la substitution réciproque diffère encore du droit d'accroissement, en ce sens qu'en matière de substitution, l'accroissement est volontaire et non forcé, comme il le serait sans cela, malgré les doutes que pourrait faire naître la loi 59, liv. 29, tit. II, au Digeste. On s'accorde généralement à regarder cette loi comme contenant une opinion personnelle à Nératius, non suivie par la majorité des jurisconsultes.

Avant d'en finir avec les effets de la substitution vulgaire, disons encore un mot d'une règle assez importante. Voici cette règle : Le substitué du substitué est également le substitué de l'institué. Ainsi, soient trois héritiers institués : Primus, Secundus et Tertius; Secundus a été substitué à Primus; Tertius a été substitué à Secundus. Primus et Secundus meurent; Tertius, le survivant, recueillera, d'après cette règle, non-seulement la part de Secundus, mais encore celle de Primus.

Si Primus meurt avant le testateur, et si Secundus répudie postérieurement, pas de difficultés : Tertius recueillera les deux parts. Mais si le premier substitué, Secundus, est mort avant Primus, qui a répudié postérieurement, Tertius, dans l'ancien droit, ne prenait que la part de Secundus, auquel il a été substitué expressément, et non celle de Primus. Mais un rescrit de Sévère et Antonin décida la question en faveur du second substitué, Tertius dans notre espèce. Depuis ce rescrit, il n'y a plus, comme avant, à examiner dans quel ordre les substitutions ont été écrites, ni ensuite laquelle des deux s'est ouverte la première. « Divi Se-
« verus et Antoninus sine *distinctione* rescripse-
« runt ad utramque partem substitutum ad-
« mitti. » (Instituts, liv. II, tit. 15, § 3.) (Loi 41, *principium*, Digeste, liv. XXVIII, tit. 6.) Sous les lois caducaires, cette règle avait le grand avan-

tage d'écarter leur application en empêchant les parts d'être caduques.

Même sous Justinien, après 534, cette règle trouve encore son application, parce qu'elle modifie les effets du droit d'accroissement. Soient trois héritiers : Primus, Secundus, Tertius. Primus a pour substitué Secundus; Secundus a pour substitué Quartus. Si Primus et Secundus manquent, Quartus recueillera seul les deux parts vacantes; tandis que si Quartus n'était pas tacitement substitué à Primus, la part de Primus aurait été partagée entre Tertius et Quartus.

CHAPITRE II.

CAUSES D'EXTINCTION DE LA SUBSTITUTION VULGAIRE.

La substitution vulgaire, destinée à remplacer l'institution principale, tombe toutes les fois que cette institution principale produit ses effets. Ainsi pas de substitution vulgaire possible, quand l'héritier institué recueille l'hérédité.

Peu importe que l'institué acquière l'hérédité pour lui-même ou pour son père ou son maître par exemple, comme dans l'espèce suivante prévue par le jurisconsulte Paul : « Si quis « filiumfamilias heredem instituit et ita scrip- « serit : Si mihi Titius iste filiusfamilias heres

« non erit, Sempronius heres esto; filio adeunte « jussu patris substitutus excluditur. » Si la substitution vulgaire a été faite sous condition, et que la condition ne se réalise pas, le substitué, quand bien même l'héritier ne ferait pas adition, ne pourrait pas venir à sa place; c'est ce que prouve le passage suivant du jurisconsulte Africain : « Si filius et ex eo nepos pos- « tumus ita heredes instituantur ut Gallo Aquilio « placuit; et nepoti si heres non erit Titius « substituatur; filio herede existente, Titium « omnimodo id est etiam si nepos natus non « fuerit, excludi debet. »

Quand la substitution vulgaire est graduelle, si le premier degré de substitution recueille l'hérédité, la substitution vulgaire du second degré tombe et ne peut plus produire d'effet.

SUBSTITUTION PUPILLAIRE.

CHAPITRE Ier.

NOTIONS HISTORIQUES, PRÉLIMINAIRES.

Un père peut craindre que les enfants impubères qu'il laisse au moment de sa mort ne meurent peu de temps après lui encore impubères. Que deviendront leurs biens? Ces enfants n'auront pas pu en disposer par testament puisque nous les supposons morts avant l'âge où il était permis de tester; ils mourront donc intestats, et l'héritier légitime recueillera leur patrimoine.

Pour empêcher ce résultat, il n'y a qu'un moyen, c'est de permettre au père de faire le testament de ses fils impubères; un tel expédient n'avait rien de choquant à Rome, où pendant longtemps le père a été considéré comme le maître absolu de la personne et des biens de ses enfants.

Le testament du fils impubère ainsi fait par le père porte le nom de substitution pupillaire. Il est difficile d'indiquer exactement l'origine de cette institution; le jurisconsulte Ulpien et les Instituts de Justinien nous apprennent que la substitution pupillaire a été introduite par l'usage: « Moribus introductum est », lisons-nous dans Ulpien, « ut quis impuberibus liberis testamentum facere possit, donec masculi ad « quatuordecim annos, feminæ ad duodecim « annos pervenerent. »

Toujours est-il qu'elle existait au temps de Cicéron, qui en parle dans son Traité de l'orateur.

CHAPITRE II.

NATURE ET CARACTÈRES CONSTITUTIFS DE LA SUBSTITUTION PUPILLAIRE.

La substitution pupillaire pour être valable doit remplir les conditions suivantes; il faut :

1° Que le père fasse pour lui-même un testament valable dans lequel il institue ou exhérède son fils.

2° Qu'il fasse le testament de son fils au moment où il l'a sous sa puissance immédiate, et que ce fils soit encore sous sa puissance, quand lui, le père, mourra.

Tous les textes sont formels sur la nécessité de cette seconde condition, notamment le *principium* des Instituts de Justinien; cependant on a prétendu, en se fondant sur un texte mal interprété d'Ulpien, loi 2, livre 28, titre 6, au Digeste, qu'il suffisait, pour que la substitution pupillaire fût valable. que le fils de famille eût été sous la puissance du testateur au moment de sa mort.

Ulpien suppose qu'une personne institue héritier un impubère, puis au moyen de l'adrogation l'adopte et dans un acte fait postérieurement lui substitue pupillairement un tiers. Dans ce cas la substitution est très valable, car, comme ne le remarquaient pas les auteurs dont nous combattons l'opinion, cet étranger était sous la puissance immédiate du testateur au moment où il a fait la substitution pupillaire, puisque Ulpien suppose qu'elle n'a été faite qu'après l'adrogation.

3° Il faut, pour que la substitution pupillaire soit valable, que le testateur commence par son testament, si la substitution pupillaire n'est pas faite dans ce testament mais dans un acte postérieur. Que si, au contraire, le testament du père et celui du fils sont faits dans un seul et même acte, il n'y a plus aucun ordre prescrit.

4° Enfin, il faut que le fils meure impubère *sui juris* après le testateur.

La substitution pupillaire suppose donc deux testaments, ou du moins un testament double dans son objet, puisqu'il contient deux hérédités. Ce point de savoir s'il n'y a qu'un testament dont la substitution n'est qu'un accessoire, ou bien s'il y a vraiment deux testaments distincts, a été fortement controversé entre les jurisconsultes romains, et cette remarque est très importante pour comprendre les décisions différentes données, au Digeste, sur divers effets des substitutions pupillaires.

Ainsi il est évident que Neratius, dans la loi 59, au Digeste, *de adquirenda vel amittenda hereditate*, liv. 27, tit. II, pensait qu'il n'y avait qu'une seule hérédité, celle du père, dont celle du fils n'était qu'une partie intégrante; tandis que Papinien, dans la loi 12, liv. 28, tit. 6, au Digeste, semble penser qu'il y a deux hérédités distinctes.

Comme la vulgaire, la substitution pupillaire se produit sous plusieurs formes; ainsi elle peut être expresse ou tacite, faite en peu de mots (*breviloqua*), réciproque, faite nominativement, simple ou graduelle, faite purement ou sous condition, ce qui prouve en passant qu'on a tort de dire d'une manière absolue que la substitution pupillaire est une institution conditionnelle; en règle générale, un père, nous l'avons vu, ne peut faire une substitution pupillaire qu'au fils qu'il a immédiatement sous sa puissance et qui y sera encore au moment de sa mort; ainsi il peut substituer pupillairement à ses fils institués ou exhérédés, peu importe, à ses petits-enfants, si leur père est déjà mort, à ses posthumes, qui, en les supposant nés au décès du testateur, auraient été immédiatement sous sa puissance et seraient devenus *sui juris* par son décès; enfin il pourrait éventuellement faire une substitution pupillaire à ses quasi-postumes pour le cas de la loi Junia Velleia, c'est-à-dire pour le cas où leur père venant à mourir du vivant de l'aïeul, il les aurait immédiatement sous sa puissance. Quant à l'impubère adrogé, il faut distinguer par qui la substitution pupillaire a été faite.

En effet, la substitution pupillaire faite par l'ancien chef de famille de l'adrogé tombe par le fait de l'adrogation ; mais le substitué profitait de la caution du père adrogeant par laquelle il s'engageait, si l'impubère mourait avant sa puberté, à rendre ses biens personnels à ceux qui les auraient eus sans l'adrogation ; que si l'adrogeant avait de son côté fait une substitution pupillaire à l'adrogé, le substitué pourra réclamer les biens que l'adrogé mort impubère a acquis à l'occasion de l'adrogeant ; il pourra même, dit Ulpien, réclamer la quarte Antonine due dans tous les cas à l'adrogé déshérité avec ou sans motifs. Ici la raison de douter était que cette quarte, l'adrogé la tenait plutôt de la constitution d'Antonin que de la volonté de l'adrogeant ; « In adrogato quoque « impubere, » dit Ulpien dans la loi 10, paragraphe 6, liv. 28, tit. 6, au Digeste, « ad substi- « tutum ejus ab adrogatore datum non debere « pertinere ea quæ haberet si adrogatus non « esset ; sed ea sola quæ ipse ei dedit adrogator, « nisi forte distinguimus ut quartam quidem, « quam omnimodo ex rescripto divi Pii debuit ei « relinquere, substitutus habere non possit, « superfluum habeat. Scævola tamen, libro « decimo Quæstionum, putat vel hoc adro-

« gatori permittendum : quæ sententia habet « rationem. »

Ulpien ajoute que lui va plus loin que Scævola et accorderait au substitué pupillaire institué par l'adrogeant tout ce que les amis de cet adrogeant auraient donné à l'impubère adrogé.

Le testateur peut choisir pour substitué pupillaire qui bon lui semble, pourvu qu'il ait faction de testament avec celui qu'il substitue.

CHAPITRE III.

EFFETS DE LA SUBSTITUTION PUPILLAIRE.

Lorsque la substitution pupillaire s'accomplit, c'est-à-dire que le testament du père étant valable, le fils meurt après lui, avant quatorze ans, la fille avant douze ans, le substitué exclut l'héritier légitime du fils et prend son hérédité; en un mot, il succède à tous les biens de l'impubère, sans distinguer entre ceux qui lui viennent de son père et ceux qui lui sont personnels. En effet, le substitué invoque le testament de l'impubère, comme le fait remarquer Ulpien dans le paragraphe 5 de la loi 10, liv. 28, tit. 6 : « Ad substitutos pupillares pertinent etsi « quæ postea pupillis bona obvenerint, neque « enim suis bonis testator substituit sed impube-

« ris, quum exheredato quis substituere possit. »

Lorsque le fils impubère a été institué, a recueilli et est mort impubère, nous avons dit que le substitué recueillait toute l'hérédité du père et toute celle du fils ; cependant cette règle générale reçoit des exceptions.

Il n'en sera pas ainsi lorsque le testateur est militaire ; il a pu ordonner que le substitué ne prendrait dans les biens du fils que ceux qui viendraient de lui, condition valable en vertu du privilége accordé aux militaires de mourir partie testats, partie intestats, et de ne pas instituer directement leurs héritiers :

« Nisi mihi proponas, » dit Ulpien, « militem « esse qui substituit heredem, hac mente ut ea « sola velit ad substitutum pertinere quæ a se « ad institutum pervenerunt.

Dans le cas d'adrogation, le substitué pupillaire donné par l'adrogeant ne recueillera dans les biens du pupille que ceux qui viennent de l'adrogeant ou de ses amis.

Enfin il est possible que le substitué, en le supposant institué à la place du fils exhérédé, n'ait pu prendre qu'une partie de l'hérédité du père, tandis qu'il pourra prendre toute l'hérédité du fils mort impubère, et réciproquement, comme dans l'espèce suivante : Un testateur substitue Primus son héritier, exhérède son fils impubère, puis lui institue pupillairement ce même Primus. A cause des lois caducaires, Primus, au moment de l'ouverture des tables du testament, ne peut pas *capere,* parce que ne se trouvant pas dans un des trois cas de faveur dont nous avons parlé dans le chapitre troisième de la substitution vulgaire, il n'est pas marié.

Cependant le testament valant d'après le droit civil, la substitution pupillaire pourra être valable. Le fils meurt impubère, Primus alors est marié et a des enfants : il recueillera toute l'hérédité du fils impubère, bien qu'il n'ait pas pu recueillir celle du père.

Réciproquement Primus, dans l'espèce, bien qu'il ait recueilli l'hérédité du père, peut ne pas pouvoir recueillir l'hérédité du fils mort impubère, si par exemple, au décès du pupille, il est veuf sans enfants, ou bien sans enfants morts au service de la patrie. Le jurisconsulte Paul est formel à ce sujet dans la loi suivante : « Si « is qui heres institutus est filio substitutus « sit, nihil oberit ei in substitutione, si tunc « capere possit, cum filius decessit. Contra « quoque potest pœnas in testamento pupilli « pati licet in patris passus non sit. »

Si le substitué qui a succédé au père, succède aussi au pupille en vertu de la substitution, il est tenu des dettes et charges des deux hérédités. S'il ne succède qu'au pupille, il n'est tenu que des dettes et charges de son hérédité;

il devra payer tous les legs imposés au pupille, sauf la réduction de loi Falcidie. Il est cependant un cas où indépendamment de la Falcidie, le substitué ne sera tenu de payer que certains legs faits à certaines personnes favorisées. La loi 35, liv. 28, au Digeste, tit. 6, prévoit ce cas ; elle est fort curieuse. Cette loi suppose que le testament croulant *jure prætorio* par suite de la *possessio contra tabulas* invoquée par le pupille, les legs mis à sa charge ne sont plus dus aux étrangers. Au premier abord on se demande comment cet impubère, nécessairement sous la puissance du testateur, puisque la loi suppose le cas d'une substitution pupillaire, peut invoquer la possession *contra tabulas*. En effet, si le fils était émancipé et omis, on comprendrait l'application de cette possession *contra tabulas*. Mais puisqu'il n'est pas émancipé, s'il a été omis, le testament est nul, et il n'a pas à invoquer la possession de biens. A-t-il été exhérédé, la *querela inofficiosi testamenti*, et non la *possessio contra tabulas*, est l'arme dont il doit se servir pour attaquer le testament.

Pour comprendre cette loi, il faut se rappeler une particularité du droit romain en fait de possession de biens; sans doute le fils sous la puissance de son père ne peut pas demander au préteur la possession de biens *contra tabulas*; mais si son frère émancipé par exemple et omis, obtient cette possession, l'impubère sous la puissance paternelle pourra profiter de cette possession de biens; il n'est même pas obligé d'attendre que l'émancipé la demande, il peut la demander le premier (loi 10, p. 6, au Digeste, *de bonorum possessionibus contra tabulas*). Pour appliquer la loi 35 et sortir des généralités, voici l'espèce qu'il faut faire.

Un testateur a deux fils, l'un, Primus, pubère et émancipé, l'autre impubère et en puissance, Secundus.

Ce testateur institue Secundus pour une once, institue Mævius son ami pour onze onces; il omet Primus l'émancipé; il charge Secundus de deux legs, l'un au profit de Stichus son ami, l'autre au profit de Titius son ascendant, puis à Secundus il substitue pupillairement Tertius.

Primus, l'émancipé omis, obtient du préteur la *possessio contra tabulas*, le testament croule *jure prætorio;* Secundus en profite, prend la moitié de l'hérédité six onces, Primus les six autres onces; l'ami du testateur n'a rien. En outre Secundus ne doit plus le legs à Stichus, parce que le testament n'existe plus *jure prætorio*, mais il se prépare à payer le legs à Titius, l'ascendant, car malgré la *possessio contra tabulas*, les légataires ascendants, descendants, femmes ou brus du testateur, ces dernières pour leur dot, ont droit aux legs.

Sur ces entrefaites Secundus meurt impubère ; comme malgré la *possessio contra tabulas* le testament est valable d'après la rigueur du droit civil, le substitué pupillaire Tertius vient, ne paye pas le legs à Stichus, mais le paye à Titius, légataire non étranger, puisqu'il est ascendant du testateur.

Si les legs, au lieu d'être mis à la charge de Secundus l'impubère, avaient été mis personnellement à la charge de Tertius le substitué, pour le cas où il viendrait, Ulpien décide dans la loi 5, *principium*, livre 37, titre 5, au Digeste, que le substitué, malgré la *possessio contra tabulas*, devra solder tous les legs, favorisés ou non, sauf, bien entendu, l'application de la loi Falcidie. Voici le texte de la loi 35 : « Etsi contra « tabulas, patris petita sit a pupillo bonorum « possessio, in substitutum ejus tamen actionem « legati dandam esse, ita ut augeantur præte- « rea quod filius extraneis non debuerit. »

Terminons ce chapitre en examinant la question de savoir si dans le cas où le substitué a été substitué à un fils institué qui a invoqué le bénéfice d'abstention dans la succession de son père, il peut à son tour se prévaloir du même bénéfice vis-à-vis des créanciers du père. Les jurisconsultes romains différaient d'opinion sur ce point, et il est impossible de les concilier. . . . .

Les Sabiniens, et parmi eux Javolenus et

Julien, étaient pour la négative ; les Proculéiens et les éclectiques, comme Ulpien, Marcellus et Papinien, penchaient pour l'affirmative ; ainsi qu'on peut le voir, en rapprochant la loi 28, livre 42, titre 5, au Digeste, de la loi 42, livre, 29, titre 2, au Digeste.

CHAPITRE X.

CAUSES D'EXTINCTION DE LA SUBSTITUTION PUPILLAIRE.

Toutes les causes qui font évanouir le testament du père, font évanouir également la substitution pupillaire ; mais outre ces causes, il en est d'autres qui lui sont propres.

1° La substitution pupillaire tombe si l'impubère meurt avant le testateur.

2° Si l'impubère dépasse l'impuberté.

3° S'il est adrogé, au moins d'après le droit civil.

4° Si le substitué néglige, dans l'année de la mort du testateur, de faire nommer un tuteur à l'impubère.

5° Si l'impubère sort de la puissance du testateur avant la mort de celui-ci.

Ce dernier cas est prévu par la loi 29, livre 28, titre 6, et la loi 11, livre 49, titre 15, au Digeste. Ces deux lois sont très-difficiles à expliquer.

Elles disent que si le père et le fils auquel un substitué pupillaire a été donné meurent tous les deux en captivité, le substitué ne peut pas venir, car, ajoutent-elles, il n'aurait droit qu'autant que le fils serait mort à Rome. Cette décision se comprend assez facilement dans le cas où le fils a été institué par son père, car le fils étant pris du vivant de son père et n'étant pas revenu, n'a pu être héritier, et le testament a été *destitutum*, faute d'héritier capable. Le substitué ne peut pas recueillir l'hérédité du fils en vertu d'un testament nul.

Pothier, qui ne prévoit que ce cas, dit, pour écarter le substitué : Le fils a été pris du vivant de son père encore chez l'ennemi ; après la mort de ce père chez l'ennemi, le fils impubère est mort aussi; il n'a pas pu recueillir l'hérédité de son père, puisqu'il n'était pas citoyen romain; il n'a donc pas de biens, alors que pourrait venir demander le substitué pupillaire?

Cette explication, s'il nous est permis de le dire, ne nous semble pas satisfaisante pour deux raisons : 1° le fils peut avoir des biens personnels, car il a pu, dans l'intervalle qui s'est écoulé entre la prise de son père et la sienne, acquérir des biens, un legs, par exemple ; donc le substitué pourrait venir demander quelque chose, quoique le fils n'ait pas été héritier de son père ; 2° cette explication ne peut pas s'appliquer au cas où le fils impubère a été institué avec un tiers, ou exhérédé par son père.

Dans ce dernier cas, suivant nous, le substitué ne peut pas venir, attendu que le testament du père est nul. Il est nul parce que le fils impubère, qui a survécu au père, n'a pas pu savoir s'il a été efficacement institué ou exhérédé, ce qui équivaut à une omission qui, d'après le droit civil, annule le testament.

Cette explication a l'avantage de s'appliquer au cas où le fils est institué et au cas où il est exhérédé.

SUBSTITUTION EXEMPLAIRE.

CHAPITRE PREMIER.

NOTIONS HISTORIQUES, PRÉLIMINAIRES.

Cette substitution, nommée exemplaire parce qu'elle a été introduite par Justinien à l'exemple de la substitution pupillaire, a pour but d'empêcher l'enfant pubère, mais ne pouvant tester à cause de sa démence, de mourir intestat. Dans le principe elle n'existait pas; sous les empereurs, le prince pouvait, par un rescrit, autoriser un chef de famille à faire le testament de son fils pubère, mais hors d'état de tester parce qu'il n'avait pas sa raison. Justinien, dans ses lois, a transformé cette autorisation individuelle en un droit général qui a formé la substitution exemplaire.

CHAPITRE II.

NATURE ET CARACTÈRES CONSTITUTIFS DE LA SUBSTITUTION EXEMPLAIRE.

Institution conditionnelle, elle n'existe qu'autant que le fils pubère ne revient pas à la raison; l'ascendant ne peut la faire qu'autant qu'il se fait un testament à lui-même.

Comme la substitution pupillaire, elle n'est que l'accessoire du testament du père dont elle suit le sort.

Ce n'est pas seulement pour cause de folie, mais encore pour cause d'imbécillité et d'autres maladies telles que la surdité réunie au mutisme, qu'il était permis de faire cette substitution.

A la différence de la pupillaire, il n'est pas nécessaire d'avoir sous sa puissance le pubère dont on fait le testament. Cette faculté appartient aussi à la mère, aux ascendants paternels ou maternels du pubère. Enfin, seconde différence, le substituant n'a pas, comme dans la pupillaire, le droit de choisir qui bon lui semble pour substitué, il doit nécessairement le prendre, d'abord parmi les descendants de l'insensé, à leur défaut parmi ses frères; enfin ce n'est qu'à défaut des uns et des autres qu'il peut étendre son choix sur d'autres personnes.

CHAPITRE III.

EFFETS DE LA SUBSTITUTION EXEMPLAIRE.

Les effets de cette substitution n'offrent rien de particulier.

CHAPITRE IV.

CAUSES D'EXTINCTION DE LA SUBSTITUTION PUPILLAIRE.

Toutes les causes qui font tomber les institutions en général font aussi tomber la substitution exemplaire; de plus, elle restera sans effet si l'insensé revient à la raison.

AVANT-PROPOS.

Nous diviserons cette matière en six parties : dans la première nous traiterons des substitutions fidéicommissaires en droit romain ; dans la seconde, des substitutions fidéicommissaires dans l'ancien droit français ; dans la troisième, des substitutions fidéicommissaires dans la législation intermédiaire ; dans la quatrième, des substitutions fidéicommissaires après le Code Napoléon ; dans la cinquième, des substitutions fidéicommissaires sous la loi de 1826 ; enfin, dans notre sixième partie nous verrons les changements apportés à cette institution par la loi du 7 mai 1849.

PREMIÈRE PARTIE.

DROIT ROMAIN.

DES FIDÉICOMMIS.

CHAPITRE PREMIER.

APERÇU HISTORIQUE, PRÉLIMINAIRES.

« Les testaments, dit Montesquieu dans son livre sur *l'Esprit des lois*, étant une loi du peuple, ils devaient être faits avec la forme du commandement et par des paroles que l'on appela directes et impératives. De là il se forma une règle que l'on ne pouvait donner ni transmettre son hérédité que par des paroles de commandement : d'où il suit que l'on pouvait bien dans certains cas faire une substitution et ordonner que l'hérédité passât à un autre héritier, mais qu'on ne pouvait jamais faire de fidéicommis, c'est-à-dire charger quelqu'un en forme de prière de remettre à un autre l'hérédité ou une partie de l'hérédité. »

En effet, nous voyons par les Instituts de Justinien que dans les premiers temps de Rome les fidéicommis étaient dépourvus de toute sanction législative. « Sciendum est itaque « omnia fideicommissa, primis temporibus « infirma esse, quia nemo invitus cogebatur « præstare id de quo rogatus erat. » (Instituts, livre 2, titre 23, p. 1).

Malgré cela, les fidéicommis devinrent peu à peu plus fréquents : plusieurs motifs les rendirent populaires.

Vinnius, dans ses Instituts, en indique deux principaux.

Ceux qui mouraient en pays étranger, ne pouvant faire un testament à raison du manque de citoyens romains, étaient réduits à manifester leur volonté par la voie des fidéicommis et à se confier à la foi d'un tiers pour exécuter telle ou telle chose; de cette manière on pouvait laisser tout ou partie de ses biens à celui que l'on affectionnait; on pouvait encore modifier les dispositions de son premier testament.

Le fidéicommis était encore en usage pour gratifier indirectement des personnes que des lois particulières rendaient incapables d'être instituées, comme les femmes et les filles en vertu de la loi Voconia, les célibataires et les personnes sans enfants en vertu des lois Julia et Papia Poppæa, les personnes incertaines, les Latins Juniens déclarés incapables par la loi Junia.

Introduits depuis longtemps, les fidéicommis avaient déjà, au temps de Cicéron, l'assentiment général. Garder ce que l'on était chargé de rendre était considéré comme un acte déshonnête. Toutefois certaines personnes ne se faisaient pas scrupule de s'enrichir ainsi à bon marché en méprisant les dernières volontés du testateur, comme nous pouvons en trouver de nombreux exemples dans les lettres de Pline et les écrits de Cicéron; en voici un entre mille cités par ce grand écrivain : « Memini me adesse « Publio Sextilio Rufo quum is ad amicos rem ita « deferret, se esse heredem Fadio Gallo; cujus « in testamento scriptum esset se ab eo ro- « gatum, ut omnis hereditas ad filiam perve- « niret. Id Sextilius factum negabat. Poterat « autem impune. Quis enim redargueret; nemo « nostrum credebat. Addebat etiam se in legem « Voconiam juratum contra eam facere non « audere, nisi aliter amicis videretur. Tenuit « permagnam Sextilius hereditatem. Unde si « secutus esset eorum sententiam qui honesta « et recta emolumentis omnibus et commodis « anteponerent, ne minimum quidem unum

« attigisset. » (Cicéron, livre II, *de finibus bonorum et malorum*).

Auguste commença d'abord par faire exécuter tel ou tel fidéicommis qui lui parut favorable, puis créa un préteur chargé d'une juridiction permanente et extraordinaire pour faire respecter les fidéicommis. Claude établit deux préteurs, Titus les réduisit à un seul. Cette juridiction, on le comprend facilement, n'était pas aveugle; le préteur avait à juger si le fidéicommis violait les lois ou remédiait seulement à la rigueur du droit civil, et suivant les circonstances il lui prêtait ou lui refusait le concours de son autorité.

Les rapports entre l'héritier fiduciaire et le fidéicommissaire étaient à régler. Dans le principe les deux parties simulaient une vente totale ou partielle de l'hérédité, vente dans laquelle le fiduciaire faisait le rôle de vendeur, le fidéicommissaire le rôle d'acheteur; puis ils s'engageaient à se tenir compte des créances et des dettes héréditaires au moyen de stipulations *emptæ et venditæ hereditatis*. Du reste, nous reviendrons sur ces stipulations dans notre chapitre troisième, où nous traiterons des effets des fidéicommis.

Plus tard ces rapports entre le fiduciaire et le fidéicommissaire furent réglés par le sénatus-consulte Trébellien rendu sous Néron en l'an

62, puis encore par le sénatus-consulte Pégasien, sous le règne de Vespasien, en l'an 76.

L'empereur Adrien, dans un sénatus-consulte dont Gaïus fait mention dans ses Instituts, créa des incapacités pour recueillir par fidéicommis. Ainsi furent incapables de recevoir, les pérégrins, les personnes incertaines. « Olim pere« grini poterant capere fideicommissa et hæc « fere fuit fideicommissorum origo, sed postea id « prohibitum est a senatusconsulto ex oratione « divi Adriani facto. Olim incertæ personæ vel « postumo alieno per fideicommissum relin« qui poterat, quamvis neque heres institui, « neque ei legari possit; sed senatusconsulto « quod auctore divo Adriano factum est idem « in fideicommissis quod in legatis heredita« tibusque constitutum est. » (Gaius, commentaire 2, § 285 et 287).

Justinien, frappé après Papinien des inconvénients des stipulations nécessaires entre le fiduciaire et le fidéicommissaire, quand la restitution se faisait d'après le Pégasien, abrogea ce sénatus-consulte et transporta ses deux principaux avantages dans le Trébellien, c'est-à-dire : 1° le droit pour l'héritier de retenir le quart de la succession ; 2° le droit pour le fidéicommissaire de forcer le fiduciaire à faire adition. (Instituts de Justinien, livre II, titre 23, § 7.)

Enfin, par la novelle 159, Justinien limite à quatre degrés les fidéicommis graduels. Ainsi, avant Justinien, en supposant abrogé le sénatus-consulte d'Adrien, prohibant les fidéicommis en faveur des personnes incertaines, les fidéicommis de perpétuels qu'ils étaient furent réduits à quatre degrés de restitution. Toutefois, disons en terminant ce chapitre, que Cujas et Dumoulin enseignent que cette décision ne porte que sur un cas particulier.

CHAPITRE II.

NATURE ET CARACTÈRES CONSTITUTIFS DES FIDÉICOMMIS.

Ulpien définit le fidéicommis : « Quod non « civilibus verbis sed precativis relinquitur, « nam fideicommissum non ex rigore juris « proficiscitur, sed ex voluntate relinquen« tis. »

Vinnius dit : « Fideicommissum est id omne « de quo quis suprema defuncti voluntate ro« gatus est ut daret vel faceret. »

Le fidéicommis correspond en quelque sorte aux institutions et aux legs ; aux institutions, quand il comprend toute l'hérédité, aux legs quand il n'en comprend qu'une partie. Tout fidéicommis suppose nécessairement trois personnes ; le disposant, le fiduciaire chargé de remettre la chose, et le fidéicommissaire appelé à la recueillir. Le fidéicommis peut se faire soit par testament, soit ab intestat. « Fideicommissum relinquere possunt, qui testamentum « facere possunt licet non fecerint, nam intestatus quis moriturus fideicommissum relinquere potest. » Il peut être fait soit en latin, soit en grec. « Fideicommissum græce factum « valet, licet legatum græci factum non valeat. » (Ulpien, titre 25 de ses Règles, § 4 et 9.)

Justinien, dans sa fameuse loi connue sous le nom de *loi d'exéquation*, rendue au sujet d'un legs fait en grec et qu'elle décide valable en assimilant le legs aux fidéicommis, a cependant laissé subsister entre ces deux matières des différences. Ainsi, un tuteur peut être nommé par testament, mais ne peut pas l'être par fidéicommis. « Tutor non aliter testamento dari « potest quam directo veluti hoc modo : Liberis « meis Lucius Titius tutor esto ; vel ita : Liberis « meis Titium tutorem do. Per fideicommissum « vero dari non potest. »

L'esclave affranchi par fidéicommis reçoit la liberté de l'héritier ou du légataire ; il est l'affranchi de l'héritier ou du légataire, et non du testateur ; c'est à eux qu'il doit tous les droits du patronage, tandis que s'il était affranchi

par testament, il serait l'affranchi du testateur. C'est ce que nous voyons dans les lois 12, § 1, et 45, § 2, *de fideicommissariis hereditatibus*, au Digeste et dans les Instituts de Justinien, livre 2, titre 24, § 2 « Qui autem ex fi-
« deicommissi causa manumittitur non testa-
» toris fit libertus, etiam si testatoris servus sit,
« sed ejus qui manumittit ; at is qui testamento
« directo liber esse jubetur, ipsius testatoris
« libertus fit, qui etiam orcinus appellatur. Nec
« alius ullus directo libertatem testamento ha-
« bere potest, quam qui utroque tempore tes-
« tatoris fuerit, et quo testamentum faceret et
« quo moreretur. Directo autem libertas tunc
« dari videtur, cum non ab alio servum manu-
« mitti rogat, sed velut ex suo testamento li-
« bertatem ei competere vult. »

Qu'importe, en effet, que par la loi première *communia de legatis et fideicommissis*, qui a prononcé l'exéquation des legs et des fidéicommis, Justinien ait décidé qu'il n'y aurait plus à l'avenir aucune différence entre ces deux sortes de libéralités ! Tout ce que le législateur s'est proposé, comme il le dit lui-même, a été de rendre ces deux dispositions aussi favorables l'une que l'autre en supprimant les formules de rigueur qui les distinguaient, d'aplanir l'exécution des dispositions des testateurs.

Mais pour cela les fidéicommis n'étaient pas

devenus de simples legs, ils n'avaient pas cessé de supposer une première transmission au profit de l'héritier institué et du légataire, et, comme le remarque fort bien Vinnius, Justinien n'avait pas pu à cet égard changer l'essence même des choses. Il est donc constant que malgré la loi d'exéquation, la forme des fidéicommis a toujours différé de celle des legs; le legs est laissé *verbis directis*, le fidéicommis *verbis indirectis*.

Les fidéicommis peuvent exister sous plusieurs formes différentes. On distingue : 1° le fidéicommis pur, tel est celui par lequel j'institue Titius pour qu'il rende sur-le-champ à Mævius. Ce fidéicommis, dans le doute sur la volonté du testateur, se présumait en droit romain. Les motifs qui propagèrent l'usage des fidéicommis à Rome expliquent cette supposition. « Purum est legatum quia non condi- « tione suspenditur, » dit la loi 79, au Digeste. *de conditionibus et demonstrationibus*.

L'attribut principal de ce fidéicommis est de s'ouvrir sur-le-champ, comme le prouve la loi première, au Digeste, *de conditionibus et demonstrationibus* : « Legatis quæ relinquuntur « aut dies incertus, aut conditio adscribitur, « si nihil horum factum sit præsentia sunt. » Thévenot d'Essaules enseigne la même doctrine : « Cette ouverture subite du fidéicommis pur, dit-il, est fondée sur la volonté évidente du substituant, puisque, n'ayant imposé à son fidéicommis aucune condition qui en tînt l'effet suspendu, il a voulu que ce fidéicommis eût son effet aussitôt. »

Ce résultat n'empêchait pas qu'en droit romain, le grevé dans le fidéicommis pur ne fût considéré comme ayant été propriétaire de la chose à restituer ; d'où la conséquence qu'il profite seul de la défaillance du fidéicommis.

Telle est l'opinion de Ricard, partie 1, n° 804, et de Thévenot d'Essaules, nos 190 et 191.

2° Fidéicommis conditionnel. J'institue Titius et le charge de rendre à Mævius lorsque ce dernier aura atteint tel âge ; tel est le fidéicommis conditionnel. Ce fidéicommis, dit Thévenot d'Essaules, est celui qui n'est fait que pour avoir lieu dans un cas futur et incertain prévu par le substituant ; en telle sorte que l'effet du fidéicommis soit suspendu jusqu'à l'arrivée de ce cas, qui en est la condition.

En droit romain, dans le doute sur la volonté du testateur, ce fidéicommis ne se supposait pas ; toutefois, nous voyons dans une loi de Papinien que si le testateur a institué son descendant de la manière suivante : J'institue mon fils et le charge de rendre toute mon hérédité à Titius ; et que cet institué ait des enfants, on suppose que le fidéicommis en faveur de Titius ne sera valable qu'autant que l'institué décèdera sans enfants.

3° Le fidéicommis universel comprend toute l'hérédité.

4° Le fidéicommis particulier comprend un ou plusieurs objets.

5° Fidéicommis simple. Dans ce fidéicommis il n'y a qu'un degré de restitution.

6° Fidéicommis graduel. Ce fidéicommis doit comprendre au moins deux degrés de restitution; exemple: J'institue Primus qui rendra à Secundus, lequel Secundus rendra à Tertius. Thevenot d'Essaules nous enseigne, contrairement à l'opinion de Ricard, qu'en droit romain la gradualité pouvait s'établir par simples conjectures.

7° Fidéicommis réciproque. Dans ce cas, deux personnes sont grevées l'une envers l'autre d'un fidéicommis.

8° Fidéicommis *de residuo*. Voici l'espèce : J'institue Primus mon héritier et lorsqu'il mourra je le charge de rendre à Secundus ce qui restera de mon hérédité. Un tel fidéicommis était valable en droit romain, comme nous le voyons d'après la loi 70, § 3, au Digeste, *de legatis*, 2° : « Cum « autem rogatus, quidquid ex hereditate super« erit, post mortem suam restituere..... Dans « les lois 54 et 58, § 7, au Digeste, *ad senatus« consultum Trebellianum*. » Le droit romain ne donne pas au grevé le pouvoir d'aliéner d'une manière indéfinie ; d'abord, d'après les lois citées, le grevé ne pouvait aliéner qu'à titre onéreux et pour ses besoins réels, de bonne foi, et sans fraude; il fallait même l'arbitrage du juge, *arbitrio boni viri* ; les biens acquis avec le prix des biens substitués devaient leur être subrogés, et si le grevé avait payé ses dettes avec le prix de la vente des biens substitués, l'appelé pouvait le répéter contre lui.

Justinien alla plus loin : il voulut, par la novelle 108, que le fiduciaire laissât toujours au fidéicommissaire le quart des biens substitués.

9. Fidéicommis compendieux. Le fidéicommis compendieux est celui qui, conçu en termes implicites, comprend à la fois une substitution vulgaire et un fidéicommis. « Hæc institutio compendiosa vocatur, dit Peregrinus, quia sub compendio verborum plures continet substitutiones. »

Les termes de cette institution doivent être implicites et non explicites, car dans ce cas il y aurait une substitution vulgaire expresse et une substitution fidéicommissaire expresse. En un mot, cette institution comprend deux cas.

« Comprehendit, » ajoute Peregrenius, « ca-
« sum non aditæ hereditatis ut vulgaris, et
« casum aditæ hereditatis ut fideicommissa-
« ria. » J'institue Primus, et en quelque temps

qu'il décède, je lui substitue Secundus : voilà un exemple de substitution compendieuse.

10° Fidéicommis officieux. En droit romain, le père dont le fils était prodigue pouvait lui retirer sa légitime, mais il pouvait aussi la laisser à ce prodigue, à la charge de la rendre à ses descendants, lors de sa mort. Ce fidéicommis n'était valable qu'autant que la prodigalité était constatée et mentionnée dans le fidéicommis.

11° Fidéicommis conjectural.

En droit romain, la volonté de faire un fidéicommis n'a pas besoin d'être expresse ; il suffit qu'elle soit certaine. « In fideicommissis vo« luntas defuncti maxime valet » (Loi 95, au Digeste, *de legatis*, 3°). Telle était, à Rome, l'étendue de cette règle, que la question de savoir si la volonté de faire un fidéicommis était suffisamment annoncée, dépendait de l'arbitrage du juge. « Voluntatis quæstio in æstima« tione judicis est. » (Loi 7, au Code, *de fideicommissis*.) Un fidéicommis qui se produisait dans ces circonstances, prenait le nom de conjectural.

12° Fidéicommis dans lequel le fiduciaire n'est que simple ministre. Si celui qui a été chargé d'exécuter le fidéicommis n'a été nullement gratifié, on dit qu'il est simple ministre. « Si solo ejus ministerio usa est, nullum ex ea « re commodum sentiret. » (Loi 49, au Digeste, *de donationibus inter virum et uxorem.*) Quoique se rapprochant beaucoup du fidéicommis pur, il en diffère en ceci, que dans le fidéicommis pur, le fiduciaire, étant gratifié, profitera de la défaillance du fidéicommis, dont ne profitera pas le simple ministre, mais ceux qui auraient recueilli à la place du fidéicommissaire.

Après avoir fait l'histoire des fidéicommis, montré les caractères constitutifs de cette institution, il ne nous reste plus à en voir que les effets et la manière dont s'en fait la preuve. Nous traiterons ces deux questions dans les deux chapitres suivants.

CHAPITRE III.

EFFETS DES FIDÉICOMMIS.

Dans l'origine, avant Auguste, les fidéicommis n'avaient d'autre effet que d'engager la foi du fiduciaire. « Fideicommissa nullo vinculo « juris, sed tantum pudore eorum qui roga- « bantur, continebantur. » (Instit., liv. 2, tit. 23, § 1.)

Cette singulière situation a inspiré à Montesquieu les lignes suivantes : « C'est un malheur de la condition humaine, que les législateurs soient obligés de faire des lois qui combattent les sentiments naturels même. C'est que les législateurs statuent plus sur la société que sur le citoyen, et sur le citoyen que sur l'homme. La loi sacrifiait le citoyen et l'homme, et ne pensait qu'à la république : un homme priait son ami de remettre sa sucession à sa fille, à laquelle il ne pouvait laisser directement, en vertu de la loi Voconia. La loi méprisait, dans le testateur, les sentiments de la nature ; elle méprisait, dans la fille, la piété filiale ; elle n'avait aucun égard pour celui qui était chargé de remettre l'hérédité, et qui se trouvait dans de terribles circonstances. Le remettait-il, il était un mauvais citoyen ; la gardait-il, il était un malhonnête homme. » (MONTESQUIEU, *Esprit des lois*, liv. 27.)

Sous Auguste, après la création du préteur, l'effet du fidéicommis est de forcer le fiduciaire à accomplir la volonté du testateur, non pas que le fidéicommissaire ait contre lui une action du droit civil, devant être jugée d'après la procédure ordinaire des actions ; mais le droit de s'adresser au préteur fidéicommissaire, qui statuait lui-même *extra ordinem*. « Fideicommissa non per formulam petuntur, « sed cognitio est quidem Romæ consulum aut « prætoris qui fideicommissarius vocatur, in « provinciis vero præsidum provinciarum. » (Ulpien, titre 25 de ses Règles, § 12.) Le fiduciaire opérait la restitution en se dessaisissant du droit qu'il avait comme héritier sur les objets compris dans le fidéicommis; mais il n'en restait pas moins héritier d'après le droit civil ; celui-là seul était le continuateur de la personne du défunt, qui avait été investi du titre d'héritier par la loi ou par un testament. « Restituta autem hereditate nihilominus he-« res permanet; ei vero qui recipit heredi-« tatem, aliquando heredis, aliquando legata-« rii loco habebatur. » (Instituts, livre 2, titre 23, § 3.)

Le fiduciaire seul pouvait donc poursuivre les débiteurs et être actionné par les créanciers du défunt : pour échapper à cette situation, les parties simulaient une vente ; l'héritier vendait l'hérédité au fidéicommissaire pour un prix fictif (*nummo uno*), et stipulait de lui qu'il l'indemniserait de tout ce qu'il serait obligé de payer aux créanciers du défunt, et qu'il le défendrait contre les poursuites dirigées contre lui en cette qualité. De son côté, le fidéicommissaire acheteur stipulait du fiduciaire qu'il lui remettrait toutes les choses héréditaires qui lui adviendraient en sa qualité d'héritier, et qu'il lui permettrait de poursuivre comme *procurator in rem suam* les débiteurs. Ces stipulations, qui nous sont rapportées par Gaïus dans son commentaire 2, § 252, portaient le nom de *stipulationes emptæ et ven-*

ditæ hereditatis. « Tunc enim in usu erat ei « cui restituebatur hereditas uno nummo, eam « hereditatem dicis causa venire; et quæ sti- « pulationes inter venditorem et emptorem « hereditatis interponi solent, eadem inter- « ponebantur, inter heredem et eum cui res- « tituebatur hereditas, ut quidquid hereditario « nomine condemnatus fuisset, sive quid alias « bona fide dedisset, eo nomine indemnis « esset; et omnino, si quis cum eo, hereditario « nomine ageret, ut recte defenderetur. Ille « vero qui recipiebat hereditatem, invicem « stipulabatur ut si quid ex hereditate ad he- « redem pervenisset, id sibi restitueretur; ut « pateretur etiam eum hereditarias actiones « procuratorio aut cognitorio nomine exequi. »

Mais malgré ces précautions, les actions héréditaires, tant actives que passives, reposant toujours sur la tête du fiduciaire, il pouvait être actionné; position qui avait ceci de dangereux, que ses recours contre le fidéicommissaire pouvaient se trouver paralysés par son insolvabilité, et réciproquement le fidéicommissaire pouvait craindre de ne rien obtenir d'un fiduciaire insolvable.

Pour remédier à cet état de choses, l'an 62 de Jésus-Christ, sous le règne de Néron, fut rendu le sénatus-consulte Trébellien, dont la teneur nous a été conservée par Ulpien, au Digeste, liv. 36, tit. 1er, loi 1re: « Factum est enim se-« natusconsultum Neronis tempore, VIII Kal. « septembres, Annæo Seneca et Trebellio Maxi-« mo consulibus. Cujus verba hæc sunt : Cum « esset æquissimum in omnibus fideicommis-« sariis hereditatibus, si qua de his bonis « judicia penderent, ex his eos subire, in quos « jus fructusque transfertur, potiusquam cui-« que periculosam fidem esse suam : placet « ut actiones, quæ in heredem heredibusque « dari solent, eas neque in eos, neque his dari, « qui fidei suæ commissum, sicuti rogati es-« sent, restituissent; sed his et in eos quibus « ex testamento, fideicommissum restitutum « fuisset : quo magis in reliquum confirmentur « supremæ defunctorum voluntates. »

Sans enlever au restituant la qualité d'héritier, le sénatus-consulte investit directement le fidéicommissaire de toutes les actions tant actives que passives. Les actions héréditaires peuvent être intentées par lui et contre lui ; mais comme il ne les a que sous le nom d'actions utiles, les actions directes restent dans la main de l'héritier proprement dit; et comme, d'après la rigueur du droit civil, il pourrait encore actionner et être actionné, le préteur lui donne l'exception *restitutæ hereditatis* pour repousser les créanciers héréditaires ; il donne en même temps la même arme aux débiteurs héréditaires pour repousser ses injustes prétentions. Tel est l'effet du sénatus-consulte Trébellien ; comme il est facile de le voir, l'héritier institué, et chargé de rendre toute l'hérédité, n'a aucun intérêt à faire adition. A quoi bon, puisqu'il ne lui en restera rien? Aussi, grand nombre d'institués ne faisaient pas adition, et empêchaient ainsi le fidéicommis de valoir, en laissant le testament sans effet. Déjà la loi Falcidie était venue au secours des légataires, en assurant le quart de l'hérédité à l'héritier grevé de legs. Le sénatus-consulte Pégasien, rendu sous Vespasien en l'an 76, fit de même pour les fidéicommissaires, en donnant au fiduciaire le droit de garder le quart du fidéicommis.

Le sénatus-consulte Pégasien modifie les cas d'application du Trébellien sans l'abroger.

Si ce fidéicommis n'excède pas les trois quarts de l'hérédité « non plus quam dodrantem heredi-« ditatis, si quidem scriptus heres rogatus est « restituere » (Instituts, p. 6), la restitution s'opère d'après les règles du Trébellien ; toutes les actions passent directement au fidéicommissaire, sans qu'il soit besoin d'aucune stipulation. Au contraire, le fidéicommis excède-t-il les trois quarts de l'hérédité, soit que l'héritier retienne le quart, soit que le fiduciaire, homme généreux, ne voulant pas profiter du quart auquel il a droit, restitue toute l'hérédité au fidéicommissaire, le sénatus-consulte Pégasien remplace le Trébellien. Les actions ne passent plus directement au fidéicommissaire; entre lui et le fiduciaire interviennent les stipulations *partis* et *pro parte* en usage entre l'héritier et le légataire partiaire, si le fiduciaire retient le quart; les stipulations *emptæ et venditæ hereditatis*, si le fiduciaire déclarait vouloir, nonobstant, restituer toute l'hérédité. « Sed is qui semel adie-« rit hereditatem, si modo sua voluntate adie-« rit, sive retinuerit quartam partem, sive « noluerit retinere, ipse universa hereditaria « onera sustinet : sed quarta quidem retenta, « quasi partis et pro parte stipulationes inter-« poni debent, tanquam inter partiarium lega-« tarium et heredem ; si vero totam heredita-« tem restituerit, ad exemplum emptæ et ven-« ditæ hereditatis, stipulationes interponendæ « sunt » (Gaïus, comm. 2, p. 257).

Mais le fiduciaire qui, sous le Pégasien, chargé de plus des trois quarts, déclare qu'il veut restituer d'après le Trébellien, serait-il écouté? Oui, d'après Modestin ; non, d'après la majorité des jurisconsultes. « Qui totam hereditatem res-« tituere rogatus, quartam retinere non vult, « fidumque obsequium defuncti precibus præ-« bere desiderat ; sua sponte adire debebit « hereditatem quasi ex Trebelliano eam resti-

« turus; suaserim tamen, suspectam potius « dicat hereditatem, coactusque a prætore res- « tituat : hoc enim casu ex ipso Trebelliano « restituere videtur; expositoque hereditario « metu universas actiones in eum transferri « qui recipit hereditatem. » (Loi 45, au Digeste; Modestin, ad senatusconsultum Trebellianum.)

Le second chef du Pégasien prévoyait le cas où le fiduciaire, sans vouloir retenir le quart, ne voulait pas faire adition, disant que l'hérédité était onéreuse, *quasi damnosam* : alors le sénatus-consulte Pégasien autorisait le fidéicommissaire à s'adresser au préteur, qui forçait l'institué à faire adition et à restituer toute l'hérédité au fidéicommissaire, à ses risques et périls : le Trébellien s'appliquait et toutes les actions lui étaient données directement.

Le sénatus-consulte Pégasien transporta aussi dans le fidéicommis les incapacités des lois Julia et Papia Poppæa, ainsi que nous le montre Gaïus dans son commentaire 2, p. 286 : « Cæli- « bes qui per legem Juliam hereditates legata- « que capere prohibentur, olim fideicommissa « capere videbantur posse. Item orbi qui per « legem Papiam Poppæam, ob id quod liberos « non habent dimidias partes hereditatum lega- « torumque perdunt, olim solida fideicom- « missa videbantur capere posse; sed hodie

« senatusconsulto Pegasiano perinde fideicom-
« missa quoque ac legatum hereditatesque
« capere posse prohibiti sunt; eaque translata
« sunt ad eos qui testamento liberos habent,
« aut si nullos liberos habebunt, ad populum
« sicuti juris est in legatis et hereditatibus. »

Adrien, par un sénatus-consulte, restreignit encore l'effet des fidéicommis, en défendant d'instituer les personnes incertaines : « Olim « incertæ personæ vel postumo alieno per « fideicommissum relinqui poterat, quamvis « heredes capere non possent, sed senatus- « consulto quod auctore divo Hadriano factum « est, idem in fideicommissis quod in legatis et « hereditatibus constitutum est » (Gaïus, commentaire 2, p. 287).

Nous avons vu que l'effet des fidéicommis, sous le sénatus-consulte Pégasien, était de nécessiter l'application, suivant les cas, des stipulations *partis* et *pro parte*, ou *emptæ et venditæ hereditatis*, nommées captieuses par Papinien : « captiosas eas hanc excelsi ingenii Papinianus « appellat » (Instituts, liv. 2, tit. 23, § 7). Frappé de cet inconvénient, Justinien réunit les deux fidéicommis en un seul et conserva le nom du Trébellien. Après ce changement, la restitution se fait toujours d'après le Trébellien, c'est-à-dire que toutes les actions passent directement au fidéicommissaire. Si le défunt ne laisse rien à l'héritier ou lui laisse moins que le quart, il peut le retenir ou le compléter comme sous le Pégasien ; il peut même, innovation de Justinien, répéter ce qu'il a restitué pour faire ou compléter son quart.

Les fidéicommissaires universels ou à titre universel peuvent, comme sous le Pégasien, forcer le fiduciaire à faire adition *jussu prætoris*. Toutes ces règles s'appliquent aux fidéicommis *ab intestat*, comme aux fidéicommis laissés par testament ; ce point ne faisait plus de doute depuis Antonin-le-Pieux (livre 35 au Dig, l. 2, § 18).

Si le fiduciaire mourait avant d'avoir restitué, son héritier ou ses héritiers transféraient les actions en restituant l'hérédité.

Pour avoir droit à retenir la quarte, il fallait être chargé de rendre en qualité d'héritier (loi 22 au Digeste, *ad senatusconsultum Trebellianum*). L'héritier institué dans un testament militaire ne pouvait pas la réclamer. Dans le principe, le testateur ne pouvait pas prohiber la détraction de la quarte, mais souvent les fidéicommissaires obtenaient, par rescrit du prince, que le fiduciaire, en déduisant une chose valant moins que le quart, fût forcé de restituer tout le reste de l'hérédité. Justinien autorisa même les testateurs à empêcher ainsi le fiduciaire de faire aucun prélèvement (loi 30, § 5, *ad senatusconsultum Trebellianum*). La restitution pouvait se faire verbalement, ou par message, ou par l'entremise d'un tiers ayant pouvoir à cet effet; dans ce cas, le fidéicommissaire devenait propriétaire avant d'être possesseur. La restitution se faisait aussi *re ipsa*, quand le fidéicommissaire, du consentement du fiduciaire, se mettait en possession de l'hérédité (loi 37, *ad senatusconsultum Trebellianum*).

Faite au pupille, la restitution n'était valable qu'autant qu'il était autorisé de son tuteur; le pupille chargé de restituer devait le faire en personne avec l'assistance de son tuteur; si la restitution devait être faite par le pupille au tuteur, ce dernier ne pouvait pas valablement l'autoriser. Avant de terminer ce chapitre où nous avons essayé d'analyser les effets des fideicommis aux différentes époques de la législation romaine, nous dirons quelques mots des droits et des obligations des fiduciaires dans les fidéicommis conditionnels.

Jusqu'au moment de l'ouverture du fidéicommis par l'arrivée de la condition, le fiduciaire administre les biens en son nom comme tout propriétaire.

Il doit gérer en bon père de famille et est responsable envers l'appelé de sa faute lourde. C'est à lui, s'il est successeur universel, à faire et à recevoir les payements. Jusqu'à l'ouverture du fidéicommis le fiduciaire fait les fruits siens; ceci est tellement vrai que Ricard enseigne, d'après les lois romaines, que, si l'appelé s'emparait des biens avant l'ouverture du fidéicommis, il devrait restituer les fruits. Toutefois, si le testateur avait voulu que les fruits fussent restitués au fidéicommissaire, les principes que nous venons de poser n'étaient plus applicables (loi 32, *ad senatusconsultum Trebellianum*). Tous les fruits pendants par branches et par racines au moment de l'acceptation du fidéicommissaire, lui appartiennent avant même qu'il ait mis le fiduciaire en demeure.

Jouissant des fruits, le fiduciaire doit supporter toutes les dépenses d'entretien, mais celles-là seulement. Comme l'enseignent Ricard et Cujas, s'il fait les grosses réparations, le fidéicommissaire devra lui en tenir compte ; il peut même, avec autorisation du magistrat, aliéner une partie des biens substitués pour subvenir à ces frais.

Les baux passés par le grevé sont valables évidemment jusqu'à l'ouverture du fidéicommis ; mais, après cette époque, Ricard et la majorité des auteurs pensent qu'ils sont alors résolus avec le droit du fiduciaire ; Peregrinus, au contraire, pense qu'ils doivent être respectés, si leur durée n'excède pas un temps assez court.

La servitude consentie par le grevé sur les biens substitués s'éteint à l'ouverture du fidéicommis (*servitus finietur existente conditione*, dit la loi 105, au Digeste, *de conditionibus et demonstrationibus*). Le testateur pouvait autoriser le grevé à aliéner les biens substitués. Mais, à défaut de permission expresse, le grevé devait conserver les biens ; ainsi le dit Peregrinus : « Lex inducit tacitam prohibitionem « alienationis ex tacita et conjecturata mente « defuncti, nam alias frustratorum esset fidei- « commissum, si bona irrevocabiliter alienari « possent » (art. 40, n° 46).

Toutefois, certaines aliénations devaient être respectées par le fidéicommissaire. Sont de ce nombre : l'aliénation pour cause de payement des dettes du testateur : « denique nec ex militis « testamento, plus legatorum nomine præstatur « quam quantitas est hereditatis, ære deducto « alieno » (loi 1, au Digeste, § 18, *ad senatusconsultum Trebellianum*); l'aliénation pour cause de dot : avant Justinien, la fille grevée d'un fidéicommis par son père pouvait se constituer tout le fidéicommis en dot ; Justinien prohiba cet usage dans son Code, puis il le permit par la novelle 39, chap. 1er.

L'aliénation consentie par le grevé était encore incommutable en droit romain, quand elle avait été faite du consentement de tous les appelés : « Quoties ab omnibus qui alienatione « facta ad fideicommissum aspirare possunt, « venditio celebratur, contractus auctoritas « nequaquam convelli potest. » (Loi 11, au Code, *de fideicommissis.*)

Mais en dehors de ces cas exceptionnels, examinons quel sera le sort des aliénations consenties par le grevé, au moment de l'ouver-du fidéicommis.

Thévenot d'Essaules pense qu'avant Justinien l'aliénation n'était révoquée qu'autant que l'acquéreur était de mauvaise foi, c'est-à-dire connaissait le fidéicommis ; s'il ne le connaissait pas, l'aliénation était incommutable, et l'appelé n'avait qu'une action personnelle contre le grevé ; cette doctrine ressort de la loi 17, au Digeste, *de transactione* : « Exceptio « transacti negotii, debitori propter suam « ignorantiam accommodanda est ; idem res- « pondendum est in eo qui fideicommissam « recepit hereditatem, si heres cum ignorante « debitore transegit. » « Si rem fideicommissam « heres vendiderit, eamque sciens compara- « verit, Titius nihilominus in possessionem ejus « fideicommissarius mitti jure desiderat. » (Paul, Sentences, liv. 4, titre 1.) Cujas n'est pas moins formel : « Si rem scienti heres vendi- « derit, fideicommissario dabitur in rem pos- « sessio », dit cet auteur.

Par une constitution, Justinien changea cette doctrine ; toute acquisition, que l'acheteur soit de bonne ou de mauvaise foi, peu importe, est résolue. Seulement, entre ces deux acheteurs, existe cette différence, qu'outre la restitution de son prix, l'acheteur de bonne foi peut demander des dommages et intérêts au vendeur. « Sin autem avaritiæ cupidine propter « spem conditionis minime implendæ, ad ven- « ditionem vel hypothecam, prosiluerit : sciat, « quod conditione impleta ab initio causa in « irritum devocetur ; et sic intelligenda est « quasi nec scripta, nec penitus fuerit cele- « brata : ut nec usucapio, nec longi temporis « præscriptio contra legatarium vel fideicom- « missarium procedat. Quod similiter obtinere « censemus in hujusmodi legatis, sive pure, « sive sub die certo, sive sub conditione, sive « sub incerta die relicta sint. Sed in his omni- « bus casibus legatario quidem vel fideicom- « missario omnis licentia pateat rem vindicare, « et sibi adsignare nullo obstaculo ei a deten- « toribus opponendo ». (Loi 3, au Code, part. 4, *de legatis et fideicommissis*.)

Toutefois, si l'appelé se trouvait être héritier du grevé, il ne pouvait pas évincer les tiers à cause de la maxime : *quem de evictione tenet actio, eumdem agentem repellit exceptio.*

Avant l'ouverture du fidéicommis, quelle est

la position de l'appelé? peut-il faire des actes conservatoires de son espérance? D'après le droit consacré par le préteur, l'appelé pouvait demander caution au grevé; s'il refusait ou ne pouvait, l'appelé avait le droit de se faire envoyer en possession des biens substitués à titre de gage ou de nantissement. « Legatorum no- « mine satisdare prætor oportere putavit, ut « quibus testator dari fierive voluit, his diebus « detur vel fiat, dolumque malum obfuturum « stipulentur » (Loi 1, au Digeste, *ut legatorum seu fideicommissorum causa caveatur*; Loi 14, *de legatis*, 1°, § 12, au Digeste, voir Cujas, Explication de cette loi, t. 2, p. 898). « Qui servandi « causa fideicommissi in possessionem missus « est non prius de possessione decedere debet « quam ei eo nomine satisdatum fuerit » (Loi 6, au Digeste, *ut in legatorum vel fideicommissorum possessionem*; Loi 114, au Digeste, *de legatis*, 1°, § 12).

Cette double action conservatoire mettant le fidéicommissaire en sécurité, nulle autre ne lui était donnée.

Le testateur pouvait priver l'appelé du droit de demander cette caution. En cas d'abus de jouissance de la part du grevé, l'appelé avait recours à cette caution ou à cette mise en possession, sans pouvoir jamais exiger une restitution définitive, malgré l'opinion de Ricard contredit par Cujas.

Ce pouvoir de l'appelé étant connu, nous pouvons, avant de terminer ce chapitre, examiner une question délicate : celle de savoir si la prescription peut courir contre les appelés. Pas de doute qu'elle puisse courir après l'ouverture du fidéicommis. Mais avant? La question était fort controversée entre les interprètes du droit romain. Thévenot soutient que la prescription, dans ce cas, ne court pas contre les appelés; pour son opinion, il cite la loi 28, au Digeste, *de verborum significatione*, ainsi conçue : « *Alienationis verbum etiam usucapionem continet.* » Et il fait ce raisonnement : l'aliénation n'étant pas permise contre les appelés, la prescription qui lui est assimilée par cette loi ne doit pas non plus être possible.

Au contraire Ricard, s'appuyant sur la loi 22, au Digeste, *ad senatusconsultum Trebellianum*, Domat, sur la loi 35, au Digeste, *de usu et usufructu*, soutiennent le contraire. On peut leur opposer la loi 3, au Code, *nec usucapio nec longi temporis præscriptio contra fideicommissarium procedat.*

Quoi qu'il en soit de ces textes, où les deux adversaires peuvent peut-être trouver des armes, nous pensons qu'à cause de la pleine sécurité dans laquelle se trouvent les appelés avant l'ouverture du fidéicommis, grâce à la possibilité de demander caution et de se faire mettre en possession, la prescription peut courir contre eux mêmes avant la réalisation de ce fidéicommis.

CHAPITRE IV.

PREUVE DES FIDÉICOMMIS.

Le testament reçoit son existence non-seulement de la volonté du testateur, mais encore de la forme ; si la forme n'existe pas, le testament n'est pas valable. Quant aux fidéicommis, la volonté seule du défunt les constitue ; pour prouver leur existence, il suffit donc de prouver cette volonté. La preuve peut se faire même sans écrits, par simples témoins : « Fideicommissum « relinqui posse adhibitis testibus, nulla dubi- « tatio est (Loi 22, au Code, *de fideicommissis*). Justinien voulut même qu'à défaut d'autres preuves, le fidéicommissaire pût exiger de ceux qu'il dit être fiduciaires le serment sur la volonté du *de cujus*. Ceux-ci se trouvent alors dans l'alternative, ou de jurer qu'ils n'ont été grevés de rien par le défunt, ou de refuser le serment, et par cela même d'avouer le fait allégué, ce qui entraînerait leur condamnation. Le fiduciaire peut seulement, lorsque le fidéicommissaire lui défère ce serment, lui déférer à son tour un serment préalable. Ce dernier doit donc jurer qu'il agit de bonne foi, persuadé de la vérité des faits qu'il avance, et non poursusciter un mauvais procès au défendeur. « Si sine « scriptura, et præsentia testium fideicommisso « relicto, fideicommissarius elegerit heredis « juramentum, necesse habere fideicommissa- « rium prius de calumnia jurejurando præstito, « sacramentum subire et omni inquietudine « sese relaxare » (Loi 32, au Code, § 1, *de fideicommissis*).

DEUXIÈME PARTIE.

DES SUBSTITUTIONS DANS L'ANCIEN DROIT FRANÇAIS.

CHAPITRE PREMIER.

APERÇU HISTORIQUE, PRÉLIMINAIRES.

Les substitutions dans l'ancien droit français sont des dispositions par lesquelles un testateur ou un donateur, après avoir disposé au profit d'une personne (grevée), la charge de rendre les biens donnés, à une autre personne qui porte le nom de substituée (ou appelée). Sans doute, de telles dispositions sont le reflet des fidéicommis romains, mais les raisons qui les introduisirent et les propagèrent à Rome ne sont pas celles qui les firent naître sur notre sol.

Ce n'est pas dans les premiers âges de notre nation qu'il faut placer l'origine des substitutions. Poussés par des hordes venues d'Orient, quittant les sombres forêts de la Germanie pour se fixer en Gaule, nos pères les Germains ne pouvaient connaître de semblables dispositions.

Tacite nous a décrit leurs mœurs. La guerre est leur occupation favorite : réunis autour du plus fort et du plus généreux d'entre eux, ils vont au pillage. Chez eux, point de villes ni de villages : des champs sans clôtures ni limites ; ils ne demandent pas deux fois leur nourriture à la même terre. Si la paix leur laisse quelques loisirs, ils les passent dans l'ivresse et le jeu. Pour eux tout finit avec le bras qui ne peut plus combattre. Le testament leur est inconnu, nous apprend Tacite ; et le connaîtraient-ils, à quoi bon, pourraient-ils le pratiquer ? Quel pouvoir ferait respecter la volonté du défunt ?

Mais après les deux premières races de nos rois, chaque jour en contact avec les lois romaines introduites en Gaule par les aigles victorieuses de César, nos ancêtres comprennent la beauté de leurs institutions et veulent les pratiquer. Les temps sont bien changés ; d'errant qu'il était naguère, le Germain prend goût à la terre qui l'a vu naître et veut la conserver dans sa famille, le principe de l'hérédité se fait jour.

Menacé par d'autres barbares, envié de ses voisins, quiconque possède une terre veut s'y maintenir ; il y bâtit un château, des forteresses, s'entoure de fossés et de palissades ; après une vie passée à se défendre, il sent bien que c'est par ses murailles, ses richesses, qu'il a pu soutenir sa puissance et l'éclat de son nom.

Écoutera-t-il la voix de la nature pour partager également son héritage entre tous ses enfants? Non ; il faut qu'un seul commande ses soldats, que nul avec lui ne partage ses pouvoirs, que toutes ses richesses accumulées sur une seule tête soutiennent cette autorité et cette splendeur ; il faut à tout prix conserver ses biens dans la famille. De cette nécessité découlent les substitutions, qui de générations en générations tiennent les biens dans une seule main ; de là, toute la législation féodale en matière de succession, de là, le droit d'aînesse, de masculinité, le retrait lignager, la règle *paterna paternis*, ainsi que l'attestent les Établissements de saint Louis, Beaumanoir, Pierre de Fontaine ; de là encore le retrait successoral décrit par les Assises de Jérusalem, chap. 28. Chaque cohéritier recouvrera le bien aliéné par son cohéritier, « de seluy ou « selle qui l'avera acheté, par ataine comme il « l'avera donné, dedans l'espace de sept jours, « puisque la vente avera été faite ; mais puisque « les sept jours passent, nul homme ne le peut « tolir à seluy qui l'avera achetè par droit et par « assise. »

Ainsi, à Rome, le citoyen, sacrifiant tout à son pays, rêvant pour lui l'empire de l'univers, étouffe la voix de la nature, fait un fidéicommis en faveur d'un étranger qu'il croit plus dévoué à la patrie que ses enfants ; ainsi, au moyen âge, le seigneur féodal, qui n'a d'orgueil que celui de son nom, dont l'ambition ne dépasse pas l'horizon de son château, dépouille ses enfants, et par une substitution enrichit les aînés de sa famille.

La féodalité tombe, les substitutions lui survivent ; sous la monarchie absolue, elles procurent à l'aristocratie le moyen de conserver de vastes domaines

Dans les pays de coutumes les substitutions sont purement libres, c'est-à-dire qu'elles sont sans limite dans le nombre des restitutions, sans doute parce qu'empruntées au droit romain du Digeste et du Code, la novelle 159, limitant à quatre les degrés de restitutions, était inconnue dans ces pays.

Au contraire, dans les pays de droit écrit, la novelle 159 est en vigueur.

Enfin, quelques coutumes restreignaient et même prohibaient les substitutions ; de ce nombre sont celles du Bourbonnais, de la Marche, de Sédan, d'Auvergne, de Montargis, de Bassigny, de Nivernais, de Normandie, de Hainaut, de Bretagne, dont le texte, rapporté par Denisart, est ainsi conçu : « En Bretagne les substitutions non revêtues de lettres-patentes enregistrées au Parlement sont nulles pour les héritages de ces provinces, lors même que les successions dont ces héritages dépendent sont ouvertes dans le ressort des coutumes qui permettent la substitution, et dans lesquelles il y a des biens susceptibles de substitution.

« Cette nullité a pour fondement deux principes certains en Bretagne, savoir : la prohibition d'avantager, dans les immeubles de Bretagne, un des héritiers au préjudice de l'autre, et l'incapacité d'établir dans les familles un ordre de succession autre que celui qui est établi par la coutume. »

Pour la plupart ces coutumes ne prohibaient que les substitutions faites par testament, et, comme elles défendaient les institutions d'héritiers, il était naturel qu'elles ne permissent pas les substitutions faites en cette forme. De cette multiplicité de législations, que d'incertitude en cette matière, que de procès, que d'abus scandaleux. Frappés de cet état de choses, les législateurs du XVIe siècle crurent devoir intervenir ; de là plusieurs ordonnances.

La première fut celle de 1553, rendue par Henri II à Saint-Germain-en-Laye, le 3 mars 1553; elle avait ordonné que les testaments contenant des substitutions fidéicommissaires fussent rendus publics par la publication, l'insinuation et l'enregistrement. L'article 15 est ainsi conçu : « Et pour éviter les fraudes que pourraient faire les héritiers qui, pour frauder les substitués fidéicommissaires, pourraient céler le contenu ès testament de ceux auxquels ils auraient succédé, et contracter au préjudice d'iceux des choses sujettes auxdites dispositions, dont après pourraient être travaillés les contractants avec eux, par lesdits substitués qui le voudraient exécuter autant qu'ils n'auraient eu connaissance desdites substitutions, avons ordonné..... que tous les testaments portant substitutions soient publiés, intimés, enregistrés, et que tous les héritiers, soit institués ou *ab intestat*, seront tenus de faire publier, intimer et enregistrer lesdits testaments dedans trois mois après la mort du testateur. »

La sanction de cette ordonnance était que les grevés qui ne rempliraient pas les prescriptions seraient privés des successions échues, et condamnés à tous dommages et intérêts envers les appelés et les tiers intéressés. Cette ordonnance ne fut pas exécutée.

L'ordonnance de 1553 avait essayé de remédier à l'inconvénient de la clandestinité ; mais il en restait un autre, celui de la gradualité indéfinie. En effet, outre que cette gradualité nuisait au crédit public, en retirant pour toujours du commerce une masse énorme de biens, paralysait du même coup le commerce et l'agriculture, elle faisait naître une foule de procès à l'occasion des restitutions. Les grevés faisaient tous leurs efforts pour augmenter leurs revenus même au détriment des appelés; les héritiers légitimes, de leur côté, travaillaient à faire tomber la substitution qui les excluait de la succession; les créanciers se pressaient pour se faire payer avec les biens substitués, d'où autant de procès que de restitutions.

En 1560 intervint l'ordonnance d'Orléans, rédigée par le chancelier de L'Hospital, qui réduit à deux degrés, l'institution non comprise, le nombre des restitutions; elle est ainsi conçue : « Et, pour couper racine à plusieurs procès qui se meuvent en matière de substitution, défendons à tous juges d'avoir aucun égard aux substitutions qui se feront à l'avenir par testament ou ordonnance de dernière volonté, ou entre vifs, ou par contrat de mariage et autres quelconques, outre et plus avant deux degrés de substitution, après l'institution et première disposition, icelle non comprise. »

Elle fut un grand bienfait en s'expliquant sur le nombre possible de restitutions si diversement apprécié par les auteurs. Suivant les uns, ce nombre était de quatre, d'après la novelle 159; suivant d'autres, elle pouvait comprendre dix degrés de restitution; quelques autres limitaient leur durée à cent ans; quelques autres, comme Cujas et Dumoulin, prétendaient qu'en cette matière il fallait s'en rapporter à la seule volonté du testateur, *in quo non est alia lex quam voluntas testatoris.*

Telle était la faveur dont jouissaient alors les substitutions que l'ordonnance de 1560 fut vivement critiquée et éprouva de sérieuses résistances ; tous les moyens furent bons pour l'éluder; aussi la jurisprudence et les auteurs ne virent qu'un degré de restitution quand toutes les personnes d'une même génération avaient successivement restitué les biens les unes aux autres ; d'après les auteurs, le substituant pouvait charger le dernier appelé de faire à son tour une substitution de deux degrés. De plus, ayant passé sous silence la nécessité de l'insinuation et de l'enregistrement, on prétendit que ces formalités n'étaient plus nécessaires.

Outre ces reproches mal fondés, on reprochait à l'ordonnance de 1560 de ne pas s'expliquer sur le sort des substitutions faites avant elle.

L'ordonnance de 1566, dite de Moulins, œuvre encore du chancelier de L'Hospital, limita à quatre degrés les substitutions faites avant l'ordonnance de 1560 et exigea, comme l'ordonnance de 1553, la publicité des substitutions sous peine de la nullité, non plus comme sous cette dernière, de toute la disposition, mais seulement de la substitution. Voici ses termes : « Et amplifiant l'article de notre ordonnance faite à Orléans pour le fait des substitutions, voulant ôter plusieurs difficultés mises sur les substitutions antérieurement faites, desquelles toutefois le droit n'est encore déchu ni acquis à aucune personne vivante, avons dit, déclaré et ordonné que toute substitution faite auparavant notre dite ordonnance d'Orléans, en quelque disposition que ce soit, par contrat d'entre-vifs ou de dernières volontés, ou sous quelques paroles qu'elles soient conçues, soient restreintes au quatrième degré outre l'institution, excepté toutefois les substitutions desquelles le droit est échu et déjà acquis aux personnes vivantes, auxquelles nous n'entendons préjudicier. »

Les parlements de Bordeaux et de Toulouse ne voulurent pas se soumettre à cette ordonnance de 1566 ni à celle de 1560 et continuèrent à suivre la règle de la novelle 159. Jusqu'à la célèbre ordonnance de 1747, plusieurs autres furent encore rendues.

L'ordonnance de 1629, suivie seulement dans le ressort du parlement de Dijon, défend aux personnes rustiques de faire des substitutions; celles de novembre 1666, février 1707, janvier 1712 règlent la procédure à suivre pour rendre la substitution publique. Citons encore l'ordonnance de 1735 sur les testaments, qui, par ses art. 62, 63, 64, 65 et 66 règle la faculté d'élire. On appelle ainsi la disposition par laquelle le testateur charge son héritier de remettre son hérédité à telle personne qu'il jugera convenable, ou bien l'institution par laquelle le testateur remet son hérédité à la personne que choisira un tiers. Cette pratique existait dans les fidéicommis romains, comme le prouve la loi 67 du livre 32 au Digeste : « Rogo fundum cum morieris, restituas ex libertis cui voles. »

Enfin en août 1747 parut, rédigée par d'Aguesseau, une ordonnaace remarquable sur notre matière; elle confirme les ordonnances de 1553, 1560 et 1566, et règle des points qu'elles n'avaient pas traités. Elle est divisée en deux titres, dont le premier comprend cinquante-six articles, le second cinquante-huit.

Nous nous étendrons sur cette ordonnance dans notre chapitre III, où nous traiterons des effets des substitutions dans l'ancien droit français. Contentons-nous de citer ici une phrase du préambule et une lettre de d'Aguesseau au président du parlement d'Aix, qui fait ressortir l'esprit de cette ordonnance. « Le préambule finit ainsi : Loin de vouloir donner la moindre atteinte à la liberté de faire des substitutions, nous ne nous sommes proposé que de les rendre plus utiles aux familles, et notre application à prévenir toutes les interprétations arbitraires par des règles fixes et uniformes, ne servira qu'à faire respecter encore plus la volonté du testateur en les obligeant seulement à s'expliquer d'une manière plus expresse. »

Voici maintenant la lettre de d'Aguesseau : « 24 juin 1730. L'abrogation entière de tout fidéicommis serait peut-être, comme vous le pensez, la meilleure de toutes les lois, et il pourrait y avoir des moyens plus simples pour conserver dans les grandes maisons ce qui suffirait à en soutenir l'éclat. Mais j'ai peur que pour y parvenir, surtout dans les pays de droit écrit, il ne fallût commencer par réformer les têtes, et ce serait l'entreprise d'une tête qui aurait elle-même besoin de réforme. C'est en vérité un grand malheur qu'il faille que la vanité des hommes domine sur les lois mêmes. »

CHAPITRE II.

NATURE ET CARACTÈRES CONSTITUTIFS DES SUBSTITUTIONS DANS L'ANCIEN DROIT.

On distinguait dans notre ancien droit français plusieurs sortes de substitutions. Il y avait la substitution vulgaire, institution conditionnelle au profit d'une personne au cas où le premier institué ne recueillerait pas : ainsi j'institue Pierre, et au cas où Pierre ne pourra pas recueillir je lui substitue Paul. Le nom de vulgaire avait été donné à cette substitution parce qu'elle était très fréquente.

Dans les pays de droit écrit qui comprenaient le midi de la France jusqu'à la Loire, les substitutions pupillaires et quasi-pupillaires étaient en usage. Il y avait enfin la substitution fidéicommissaire, la substitution par excellence, celle dont nous nous occupons dans ce travail.

Le mot *substitution* répond au mot latin *fideicommissum;* mis seul, le mot *substitution* indique la substitution fidéicommissaire, c'est ce qu'attestent tous les auteurs. Dans notre usage, dit Domat, quand on parle simplement de substitution on l'entend de celles qui font passer les biens d'un successeur à un autre, car l'usage en est bien plus fréquent et bien plus connu que celui des substitutions vulgaire et pupillaire (lois civiles, titre des substitutions).

Le mot *trivial*, dit encore Thévenot, n° 51, est substitution simplement, de manière que quand nous parlons de substitution, nous entendons communément la fidéicommissaire. En veut-on une dernière preuve? Les coutumes d'Auvergne et de Bourbonnais s'étaient bornées à défendre les substitutions sans en distinguer l'espèce; il avait été reconnu comme point de droit, que le terme de *substitution* ainsi isolé ne devait s'entendre que des substitutions fidéicommissaires, les vulgaires étant plutôt institutions que substitutions disent, les auteurs.

Les caractères constitutifs de la substitution fidéicommissaire sont donc de comprendre deux donations successives, une première au profit du grevé, une seconde au profit de l'appelé, puis de contenir la charge imposée au grevé premier donataire, de conserver la chose donnée et de la rendre à l'appelé le second donataire. Aussi Thévenot d'Essaules définit-il la substitution fidéicommissaire « une disposition par laquelle en gratifiant quelqu'un on le charge de rendre la chose à un tiers que l'on gratifie en second ordre. »

Mais cela n'empêche pas que ce soit de l'auteur même de la substitution que le second donataire, l'appelé, tienne le bienfait, le domaine de la chose, car le grevé n'est point donateur, il n'exerce aucune libéralité envers le substitué, d'où l'axiôme *capit a gravante non a gravato* (Domat, livre 5, titre 3, section 3, n° 19; Thévenot, chapitre 38).

La substitution revêt des formes différentes; en les étudiant, nous aurons à remarquer les différences existant dans cette matière entre les principes du droit romain et ceux de notre ancien droit.

La substitution peut être :

1° Pure. Telle est la charge de rendre à un

tiers, imposée à un premier gratifié sans aucune condition qui en tienne l'effet suspendu. « Je lègue telle chose à Pierre et le charge de la rendre sur-le-champ à Paul. » Nous avons vu qu'en droit romain, à cause des motifs qui avaient introduit et propagé les fidéicommis, ce fidéicommis était présumé dans le doute. Au contraire notre droit, dans le doute, réputait la substitution conditionnelle, c'est-à-dire qu'on présumait que le testateur n'avait entendu indiquer pour époque de la restitution que la mort du premier gratifié. « Notre usage habituel, dit Thévenot, étant de ne substituer que pour le temps du décès du grevé, il est juste de croire que le substituant l'a entendu de la sorte, si le contraire n'est pas établi » (chapitres 15 et 56). « Si nous connaissons encore des substitutions pures et simples, enseigne Ricard, qui s'ouvrent aussitôt que le grevé a recueilli, les institutions contractuelles à charge d'associer sont presque les seules qui en fournissent des exemples » (partie 2, chapitre 10, n° 21). Indépendamment de ces autorités, si on se reporte à ce que nous avons dit, dans notre premier chapitre, sur les origines et les causes de l'introduction des substitutions dans notre pays, cette différence entre le droit romain et le droit français paraîtra évidente.

2° Substitution conditionnelle. Elle est conditionnelle quand elle est faite pour n'avoir lieu que dans un cas futur et incertain. Par exemple, j'institue Pierre mon héritier et le charge à sa mort de rendre à son fils Paul. Jusqu'à sa mort Pierre est propriétaire et Paul n'a qu'un droit éventuel dont nous nous occuperons dans le chapitre suivant. Cette substitution, qui pouvait, en se répétant de générations en générations, immobiliser les biens dans les familles, répondait par ses effets aux besoins de l'époque et était d'un fréquent usage dans notre ancienne jurisprudence.

3° Substitution universelle. Elle comprend toute l'hérédité.

4° Substitution particulière. Elle comprend un ou plusieurs objets de l'hérédité du substituant.

5° Substitution simple. Dans cette subtitution il n'y a qu'un seul degré de restitution comme dans l'exemple suivant : J'institue Pierre mon héritier avec charge de rendre à Paul.

6° Substitution graduelle. Pour qu'elle existe il faut qu'il y ait au moins deux degrés de restitution, comme dans le cas suivant : J'institue Pierre mon héritier avec charge de rendre à Paul, lequel rendra à Joseph.

Nous avons vu qu'illimité dans le principe, le nombre des degrés de restitution, restreint d'abord par les ordonnances de 1553, 1556, a été définitivement fixé à deux par celle de 1747. Toutefois, les restrictions apportées par cette ordonnance ne furent pas suivies en Alsace et en Franche-Comté, où ces restitutions restèrent illimitées.

7° Substitution réciproque. Dans ce cas les institués sont mutuellement grevés les uns envers les autres.

8° Substitution *de residuo*. Cette substitution permet au grevé d'aliéner les biens dont elle se compose; toutefois, il ne jouit pas de cette faculté d'une manière indéfinie, car il ne peut aliéner qu'à titre onéreux, pour ses besoins réels, de bonne foi et sans fraude, et l'appelé devait toujours avoir au moins le quart des biens (Thévenot d'Essaules, chap. 22). En voici un exemple : J'institue Pierre mon héritier, et lorsqu'il mourra je le charge de rendre à Jean ce qui restera de biens.

9° Substitution compendieuse. On nommait ainsi dans l'ancien droit une substitution qui comprenait à la fois la substitution vulgaire et la fidéicommissaire, comme la suivante : J'institue Pierre, et en quelque temps qu'il décède je lui substitue Paul. Si la substitution est faite par donation, la compendieuse ne peut exister au premier degré de restitution, mais elle peut exister aux autres degrés.

10° Substitution officieuse. Ainsi que nous

en trouvons la preuve dans plusieurs anciens auteurs, et notament dans Thévenot, l'ancien droit français permettait au père qui pouvait priver directement son fils prodigue de la légitimité, de le charger de la conserver pendant sa vie et de la rendre à ses enfants. Telle est la substitution qu'on appelait officieuse.

11° Majorats. Le majorat est la substitution perpétuelle de certains biens faite au profit des aînés de chaque génération. Les majorats tirent leur origine de l'Espagne et de l'Italie. Ceux d'Italie sont de deux sortes, réguliers ou irréguliers : réguliers quand ils sont en faveur de l'aîné plus prochain du dernier possesseur des biens, en suivant l'ordre des successions légitimes; irréguliers, quand ils sautent d'une ligne à l'autre pour trouver l'aîné contre l'ordre des successions légitimes.

Dans les majorats d'Espagne, ce n'est pas l'aîné plus prochain mais bien l'aîné de branche qui recueille le majorat. Telle est la règle posée en 1505 pas la célèbre loi de Toro, suivant laquelle la représentation infinie a lieu dans cette matière. La plupart de ces majorats étaient érigés en titres de dignité par lettres de prince.

En France, ils furent usités dans les Pays-Bas et en Franche-Comté.

CHAPITRE III.

EFFETS DES SUBSTITUTIONS.

Les substitutions, nous l'avons vu dans le chapitre précédent, se produisent sous plusieurs formes; les effets de presque toutes ces espèces de substitutions sont si simples que nous n'avons pas pu éviter de les indiquer en les définissant. Mais il n'en est pas de même de la substitution conditionnelle, graduelle, dont les effets méritent à bon droit toute notre attention. L'effet général de cette substitution est d'imposer au grevé la charge de conserver et de rendre, et de donner à l'appelé le droit de demander la chose substituée au moment de la réalisation de la condition; d'où, pour le grevé, des droits et des obligations, pour l'appelé, également des droits et des obligations qu'il faut examiner.

Jusqu'au moment de la restitution, le grevé est propriétaire et administre à ce titre. Mais comme sa propriété n'est pas incommutable, il doit préalablement accomplir certaines formalités: à lui incombe la charge de faire publier la substitution.

Inconnue en droit romain, cette formalité a

pour but d'empêcher les tiers d'être trompés sur la propriété du grevé; elle ne fut pratiquée dans notre ancien droit qu'à partir de l'ordonnance de 1566, car celle de 1553, qui la première l'avait prescrite, ne fut jamais observée. L'ordonnance de 1747 revient encore sur la nécessité de cette publication imposée au grevé sous peine pour lui de la privation des fruits et du refus de l'autorisation du juge de se mettre en possession des biens grevés, tant que la substitution n'aura pas été publiée (ordonnance, titre 2, art. 41).

L'effet principal de cette publication est de résoudre, au jour de l'ouverture de la substitution, les droits consentis par le grevé (ordonnance, titre 2, art. 28). A défaut de publicité, ces droits réels consentis à titre onéreux seraient incommutables, l'appelé devrait les respecter et n'aurait droit qu'à des dommages et intérêts vis-à-vis du grevé (ord., tit. 2, art. 31 et 34). Outre la publication de la substitution, le grevé doit faire faire un inventaire des biens qui la composent. En droit romain, cet inventaire n'était point en usage avant Justinien, qui par la Novelle 2 l'exigea dans les fidéicommis particuliers; pratiqué, avant l'ordonnance de 1747, dans les pays de droit écrit, cet usage ne l'était pas dans ceux de coutumes; par ses art. 2, 3 et 5, tit. 2, l'ordonnance le mit dans toute la France à la charge des grevés, sous peine pour eux de la privation des fruits.

Enfin, la troisième formalité préalable à l'entrée en jouissance du grevé était l'emploi des deniers de la substitution, emploi qui devait être fait en présence des substitués ou du tuteur à la substitution, et rendu public comme la substitution même.

Ces formalités remplies, le grevé entre en jouissance comme un propriétaire. A lui les fruits perçus avant l'ouverture de la substitution, et même jusqu'au moment où il est mis en demeure, différence avec le droit romain, qui ne les lui laissait que jusqu'à l'acceptation du substitué.

A sa charge, par contre, sont les dépenses d'entretien, telles que le payement des impôts, les petites réparations et non les grosses, qui doivent être supportées par l'appelé.

Les baux qu'il fait seraient nécessairement valables pendant toute la durée de son droit, mais après l'appelé sera-t-il tenu de les respecter? Non, d'après Ricard, Thévenot et la majorité des auteurs. Peregrinus distingue et maintient les baux d'une courte durée.

Que décidait-on de la servitude consentie par le grevé sur les biens substitués? D'après l'ordonnance de 1747, si la substitution n'a pas été publiée, la servitude continuera d'exister après l'ouverture de la substitution.

Le grevé ne peut pas, par ses transactions, obliger les appelés si la substitution a été publiée; toutefois, l'ordonnance de 1747, titre 2, art. 53 et 54, lui donne un moyen de rendre la transaction opposable aux appelés, même à défaut de publication : c'est de la faire homologuer par arrêt sur les conclusions du ministère public.

Quel sera le sort des aliénations consenties par le grevé au jour de l'ouverture de la substitution? Nous avons vu quelle réponse le droit romain donnait à cette question. Plus sage et plus prudent, grâce à la nécessité de la publication, notre ancien droit décidait que les tiers ne seraient évincés par l'appelé qu'autant que la publication aurait été faite; peu importe que ces tiers aient connu, par un moyen ou par un autre, l'existence de la substitution. A défaut de l'accomplissement de cette formalité, les appelés n'ont qu'un recours en dommages et intérêts contre les grevés négligents (ordonnance, titre 2, art. 33).

D'après le droit romain, l'appelé héritier du grevé n'aurait pas pu évincer un tiers, qui l'aurait repoussé victorieusement par la règle « *quem de evictione tenet actio, eumdem agentem repellit exceptio.* » L'ordonnance de

1747, titre 2, art. 38, donne à l'appelé héritier du grevé, en supposant que la publication ait été faite, le droit d'évincer les tiers en leur remboursant leur prix d'acquisition.

Malgré la publication de la substitution, certaines aliénations étaient à l'abri de toute résolution par suite de l'ouverture. De ce nombre se trouvent les aliénations consenties avec autorisation de justice pour payer les dettes de l'instituant (ordonnance, titre 2, art. 11); celles consenties par la femme, grevée même par un étranger, pour se constituer une dot (ordonn., titre 2, art. 44, 45 et 46). Étaient encore respectées dans tous les cas, les aliénations consenties du consentement de tous les appelés; c'est ainsi qu'une substitution pouvait être reportée d'une terre sur une autre (Thévenot d'Essaules, page 271). Les acquéreurs, par suite de vente faite à la requête des créanciers, ne sont en sûreté qu'autant que la substitution n'a pas été publiée (ord., titre 2, art. 55 ; d'Héricourt, chap. 4, n° 8, page 48, *Traité de la vente des immeubles par décret*).

Avant l'ouverture du droit des appelés, pouvait-on, dans notre ancien droit, prescrire contre eux? Cette question était le sujet de vives controverses entre les anciens auteurs. Les uns, comme Peregrinus, Ricard, chap. 13, n° 92, enseignent qu'on peut prescrire contre les appelés, même avant l'ouverture de leur droit. Ils se fondent sur l'inconvénient de frustrer, pendant si longtemps, le public du secours de la prescription, qui assure le repos des familles. Ils fortifient encore leur doctrine de lois empruntées au droit romain.

Quant à Thévenot d'Essaules, il repousse énergiquement cette opinion. Pour lui, pas d'injustice plus criante que de dépouiller des gens d'un droit qu'ils n'ont pas encore. Alors, dit-il, on verra des grevés colluder avec les tiers à l'effet de leur faciliter la prescription au préjudice des appelés. Malheureusement, l'ordonnance de 1747, muette à ce sujet, fournit des armes à tous les partis.

L'appelé, avant l'ouverture, n'a qu'un droit éventuel, droit qu'il ne peut pas transmettre à ses héritiers, car il ne recueillera la substitution qu'autant qu'il existera au moment de l'ouverture de la substitution. Cette différence avec le droit conditionnel en matière ordinaire tient à cette idée, que le substituant a voulu gratifier l'appelé et non ses héritiers.

Bien qu'il ne puisse pas, comme en droit romain, demander caution au grevé pour assurer son droit éventuel, son espérance, il peut cependant faire des actes conservatoires, ainsi que, contrairement à l'opinion de Perigrinus, l'enseignent Ricard, chap. 10, n° 26; Domat, Loi civiles, page 521 ; l'ordonnance de 1747, tit. 2, art. 13 et 15, lui donne notamment le droit de surveiller l'emploi des deniers. Comme nous l'avons vu, il est obligé d'indemniser le grevé des dépenses autres que celles d'entretien, et de respecter les aliénations par lui faites dans la limite de ses pouvoirs. Après son acceptation expresse ou tacite de la substitution ouverte à son profit, l'appelé devient à son tour propriétaire de plein droit, sans demander délivrance à la justice. Toutefois, il devrait le faire pour évincer les tiers dans le cas où cela lui est loisible.

Il ne reçoit du grevé que la possession et non la propriété, qui lui vient du substituant; si bien qu'au cas où dans un pays coutumier, un ascendant substitue un immeuble au profit d'un de ses descendants, l'immeuble est propre dans les mains de l'appelé alors que le grevé lui était étranger (Ricard, n° 1 [illegible] 1).

CHAPITRE IV.

DE LA PREUVE DES SUBSTITUTIONS.

En droit romain, nous l'avons vu, aucune condition de forme n'étant exigée pour créer un fidéicommis, la preuve pouvait s'en faire par témoins, par présomptions. Le fidéicommissaire pouvait même s'adresser à celui qu'il prétendait fiduciaire vis-à-vis de lui, et lui déférer le serment sur l'existence du fidéicommis.

Il dut en être de même dans les premiers temps de notre jurisprudence ; mais plus tard, dit Thévenot, la preuve des fidéicommis ne fut plus admise ni par témoins, ni par serment du grevé. On le tenait ainsi dès avant les ordonnances intervenues sur les donations et les testaments en 1731 et 1735 (Ricard, chapitre 4, n° 156).

Depuis ces ordonnances, il y a d'autant moins de doute, puisqu'elles rejettent les dispositions gratuites qui seraient faites sans écrit et sans la forme des testaments ou des donations entre vifs. D'ailleurs, après l'ordonnance de 1747, plus de difficultés, puisqu'elle suppose que les substitutions ne sont valables qu'autant qu'elles sont faites par l'un ou l'autre de ces deux modes de disposer. A quoi bon la preuve testimoniale ou le serment du grevé? La substitution serait nulle, n'étant pas revêtue de la forme requise : *frustra probatur quod probatum non relevat.* Concluons-en donc que la preuve ne peut se faire que par l'acte même contenant la substitution ; sauf les cas exceptionnels où le fidéicommissaire demanderait à prouver que cet acte a été perdu par le fait de cas fortuits.

De ces principes il résulte nettement que l'ancien droit rejetait la substitution conjecturale admise en droit romain. L'ordonnance de 1749, art. 19, titre 1er, dit Thévenot, nos 268 et 269, quand il s'agit de la preuve de la formation ou de l'extension des substitutions, rejette les conjectures. Quant aux autres cas, aujoute cet auteur, où il faut interpréter la volonté du substituant sans qu'il soit question de supposer ni d'étendre la substitution, la règle ancienne subsiste. *Voluntatis quæstio in æstimatione judicis est.*

Furgole enseigne la même chose dans son Commentaire sur l'ordonnance de 1747, page 6 : « Il ne faut pas s'imaginer, écrit-il, que l'or-« donnance, en dehors des cas de preuve de « la formation ou de l'extension des substi-« tutions, ait voulu abroger les preuves qui s'in-« duisaient des conjectures approuvées par les « lois; ces sortes de conjectures doivent être « admises comme auparavant. Elle proscrit et « condamne seulement les conjectures imagi-« nées par les interprètes du droit romain, et « qui avaient été admises par quelques arrêts. »

———

TROISIÈME PARTIE.

DROIT INTERMÉDIAIRE (1789-1803).

CHAPITRE Ier.

SUBSTITUTIONS.

APERÇU HISTORIQUE, PRÉLIMINAIRE.

L'époque à laquelle nous touchons est pleine de crises et d'agitations. On sait comment poussées chaque jour et débordées par les flots populaires, les assemblées se succédèrent les unes aux autres; la législative à la constituante, la convention à la législative. N'attendons pas de ces assemblées des lois exemptes des influences du moment, surtout dans la matière qui nous occupe.

La constituante, fidèle à la devise de Mirabeau: guerre aux priviléges et aux privilégiés, effaça les distinctions féodales ; des lois et des décrets abolirent le droit d'aînesse, le privilége de la masculinité ; le 14 novembre 1792, une loi défendit l'usage des substitutions; sur toutes ces ruines du monument législatif de l'ancien droit en matière de succession, la révolution crée un nouvel ordre de choses par la loi du 17 nivôse an II : ainsi, du même coup les neuf dixièmes du patrimoine sont arrachés à la libre disposition du père de famille, attribués de plein droit aux enfants; entre toutes ces têtes doit régner une égalité forcée sans que le père puisse la rompre en disposant au profit de l'une d'elles de la part chétive dont on prétend lui donner la libre disposition ; ce n'est pas encore assez, cette loi doit rétroagir jusqu'en 1789.

CHAPITRE II.

NATURE ET CARACTÈRES CONSTITUTIFS DES SUBSTITUTIONS PROHIBÉES.

Il ne faut pas croire que la loi de 1792 ait voulu abroger toutes les dispositions auxquelles nous avons donné le nom de substitution dans notre seconde partie. Point de doute qu'elle ne s'applique pas à la substitution vulgaire, à la pupillaire et quasi-pupillaire, toutes deux en usage dans les pays de droit écrit et abrogées par l'art. 61 de la loi du 17 nivôse an II.

La substitution prohibée par la loi du 14 novembre 1792 est la substitution fidéicommissaire simple ou graduelle comprenant pour le grevé l'obligation de conserver et de rendre à sa mort. Echappera donc aux rigueurs de cette loi toute disposition qui ne renfermera pas les caractères suivants : deux donations, charge pour le grevé de conserver jusqu'à sa mort et de rendre à cette époque.

CHAPITRE III.

EFFETS DES SUBSTITUTIONS PROHIBÉES.

Les effets des substitutions prohibées sont bien simples : le grevé est déchargé de son obligation et considéré comme un donataire ordinaire. Voici le texte de cette loi :

Art. 1er. Toutes substitutions son interdites et prohibées à l'avenir.

Art. 2. Les substitutions faites avant la publication du présent décret, par quelques actes que ce soit, qui ne seront pas ouvertes à l'époque de ladite publication, sont et demeurent abolies et sans effet.

Art. 3. Les substitutions ouvertes lors de la publication du présent décret n'auront d'effet qu'en faveur de ceux seulement qui auront alors recueilli les biens substitués ou le droit de les réclamer.

CHAPITRE IV.

PREUVE DES SUBSTITUTIONS PROHIBÉES.

La preuve d'une substitution prohibée ne pourra être faite que par des actes rédigés en la forme des donations entre vifs ou des testaments, de sorte que les témoins que l'on voudrait faire entendre, le serment que l'on voudrait déférer au prétendu fiduciaire devraient être écartés par les juges. Cela est de toute évidence, puisqu'il devrait en être ainsi en admettant que les substitutions fussent autorisées par la loi de 1792.

QUATRIÈME PARTIE.

SECTION Ire.

Des substitutions sous le Code Napoléon.

CHAPITRE Ier.

NOTIONS HISTORIQUES, PRÉLIMINAIRES.

Dans la partie précédente, nous avons vu les législateurs repousser un grand nombre d'anciennes institutions bonnes ou mauvaises, détruire de fond en comble le système successoral, abolir les substitutions, moins peut-être pour leurs inconvénients réels, que parce qu'elles venaient de l'ancien droit.

Au contraire, c'est tout autre chose dans la partie qui va nous occuper. La France a applaudi la voix de ses consuls lui disant : la révolution est finie; à partir de cette époque les grands travaux législatifs commencent pour s'achever avec une rapidité prodigieuse; la grande œuvre de l'unité sera poursuivie dans toutes les parties de la législation, et six ans suffiront pour donner à la France un corps complet de lois, patient résumé de la science de nos vieux jurisconsultes et de l'expérience du passé.

Après le 18 brumaire, à peine arrivé au pouvoir, Napoléon songe à donner au pays une législation uniforme rêvée depuis tant de siècles. Un arrêté du 24 thermidor an VIII (12 août 1800) institue une commission composée de Tronchet, Bigot-Préameneu, Portalis et Maleville, chargés de la rédaction d'un projet de lois civiles. Que ne devons-nous pas attendre du travail de ces hommes supérieurs, respectueux sans superstition pour les institutions de l'ancienne monarchie, amis des réformes sans enivrement pour l'esprit d'innovation ; de leurs efforts, guidés par le premier consul, dont le génie est aussi grand comme législateur que comme général, diplomate ou administrateur ! Et telles sont la prudence et la sagesse apportées à la confection de ces lois, qu'après une discussion orageuse, Napoléon, faisant intervenir son autorité, suspend la discussion du Code civil par un message ainsi conçu : « Législateurs, le gouvernement a arrêté de retirer les projets de loi du Code civil. C'est avec peine qu'il se trouve obligé de remettre à une autre époque les lois attendues avec intérêt par la nation; mais il s'est convaincu que le temps n'est pas venu où l'on portera dans ces grandes discussions le calme et l'unité d'intention qu'elles demandent. »

Le 30 ventôse an XII, ce Code fut promulgué; c'est dans le titre 2 de son livre III que nous trouvons les règles de la matière que nous traitons. Avant de les aborder, encore un mot sur les idées générales du législateur de 1803, en matière de succession testamentaire.

Arbitre souverain, d'une part, digne de son autorité, le père peut en disposer au gré de son amour ou selon le mérite de ceux qui l'entourent. L'autre part, réservée aux descendants et ascendants du défunt, est plutôt une suite de sa tendresse pour eux qu'une restriction imposée par la loi à la liberté de disposer : point de tête destinée à un lot privilégié, pas d'égalité non plus absolue et tyrannique.

Telles sont les règles posées par nos législateurs, s'inspirant seulement des enseignements de la droite raison, des préceptes éternels de l'équité et de la justice. Aussi, sans haine pour le passé, soucieux de la prospérité future, ils abrogent l'usage des substitutions fidéicommissaires, qui auraient créé un ordre de succession autre que celui voulu par le législateur et dont les inconvénients étaient devenus un sujet de lieux communs chez nos anciens auteurs. En effet, comme le dit si bien M. Bigot-Préameneu dans son exposé des motifs, il était impossible de concilier avec l'intérêt général de la société, cette faculté d'établir un ordre de succession perpétuel et particulier à chaque famille.

L'expérience a prouvé que dans les familles opulentes cette institution n'ayant pour but que d'enrichir l'un de ses membres en dépouillant les autres, était un germe toujours renaissant de discordes et de procès. Les parents nombreux qui étaient sacrifiés et que le besoin pressait n'avaient de ressource que dans les contestations qu'ils élevaient soit sur l'interprétation de la volonté, soit sur la composition du patrimoine, soit sur la part qu'ils pouvaient distraire des biens substitués, soit enfin sur l'omission ou l'irrégularité de ces biens.

En effet, chaque grevé dont le droit finissait avec ses jours avait un intérêt contraire à celui de toute amélioration ; ses efforts tendaient à multiplier et anticiper les produits qu'il pourrait retirer des biens substitués au préjudice de ceux qui seraient appelés après lui et qui chercheraient à leur tour une indemnité dans de nouvelles dégradations.

Une très-grande masse de propriétés se trouvait perpétuellement hors du commerce; les lois qui avaient borné les substitutions à deux degrés n'avaient point paré à cet inconvénient; celui qui, aux dépens de la famille entière, avait joui de toutes les prérogatives attachées à un nom distingué et à un grand patrimoine ne manquait pas de renouveler la même disposition; et si, par le droit, chacune d'elles était limitée à un certain temps, elles devenaient, par le fait de leur renouvellement, des substitutions perpétuelles.

Ceux qui étaient déjà chargés des dépouilles de leur famille avaient la mauvaise foi d'abuser des substitutions pour dépouiller aussi leurs créanciers. Une grande dépense faisait présumer de grandes richesses; les créanciers qui n'étaient pas à portée de vérifier les titres de leur débiteur ou qui négligeaient de le faire, étaient victimes de leur confiance, et dans les familles auxquelles les substitutions conservaient les plus grandes fortunes, chaque génération était le plus souvent marquée par une honteuse faillite.

Les substitutions ne conservaient les biens dans les familles qu'en sacrifiant tous ses membres pour réserver à un seul l'éclat de la fortune. Une pareille répartition ne pouvait être établie qu'en étouffant toutes les inspirations de cette affection qui est la première base d'une juste transmission des biens entre les parents. Il ne saurait y avoir un plus grand vice dans l'organisation d'une famille que celui de tenir dans le néant tous ces membres pour donner à un seul une grande existence, de réduire ceux que la nature a faits égaux à implorer le secours et la bienfaisance du possesseur d un patrimoine qui devrait être commun, et rarement l'opulence, lorsque son origine n'est pas pure, inspire des sentiments de bienfaisance et d'équité.

Ce sont tous ces motifs qui ont déterminé les législateurs du Code à abolir les substitutions dans l'art. 896, et à mettre ainsi en des mains libres, industrieuses et actives des masses énormes de valeurs territoriales, perdues depuis des siècles pour la circulation commerciale.

CHAPITRE II.

NATURE ET CARACTÈRES CONSTITUTIFS DES SUBSTITUTIONS PROHIBÉES PAR LE CODE NAPOLÉON.

Le texte de l'art. 896 est ainsi conçu : « Les substitutions sont prohibées. Toute disposition par laquelle le donataire, l'héritier institué, ou le légataire sera chargé de conserver et de rendre à un tiers, sera nulle, même à l'égard de l'héritier institué ou du légataire. »

De l'esprit sinon du texte de cet article ressortent, suivant nous, les trois conditions essentielles pour former une substitution prohibée.

1° Il faut un acte contenant deux donations, l'une au profit d'une première personne, l'autre au profit d'une seconde, obligeant véritablement le premier donataire, quel qu'il soit, à conserver la chose donnée.

Par ces mots, *le premier donataire*, *quel qu'il soit*, nous faisons allusion à un point qui est controversé entre les auteurs, celui de savoir si la charge de conserver imposée à l'héritier ab intestat peut constituer une substitution prohibée par l'art. 896 ; nous le pensons, et voici nos raisons : l'art. 896 comprend un premier alinéa (les substitutions sont prohibées) qui est conçu d'une manière générale et reproduit la loi du 14 novembre 1792 ; puis un second alinéa, qui ajoute une disposition nouvelle à cette loi, la nullité non-seulement de la seconde donation, mais même celle de la première, faite, dit le texte, soit au donataire, à l'héritier institué ou au légataire, sans ajouter, à l'héritier ab intestat ; donc, disent les auteurs dont nous combattons l'opinion, l'art. 896, ne comprenant pas l'héritier ab intestat dans son énumération, indique bien que la charge de conserver à lui imposée, ne renferme pas une substitution prohibée.

Cet argument tombe devant cette remarque,

que quand le grevé est héritier légitime le testateur n'a pas besoin d'écrire une première disposition pour lui attribuer une part qui lui revient de plein droit. Or, s'il n'existe pas une première disposition, il n'y a pas lieu de la déclarer nulle, et le silence du second alinéa de l'art. 896 n'a pas le sens qu'on veut lui donner.

En supposant même que le testateur, en écrivant une substitution, ait aussi écrit une disposition, bien gratuitement sans doute, en faveur de son héritier légitime, comme : Je donne à mon fils tel bien, à la condition qu'il n'en sera propriétaire que pendant sa vie et le rendra, à sa mort, à Pierre ; le législateur, dans le second alinéa de l'art. 896, ne pouvait pas penser à annuler cette première disposition, puisque, quand bien même il l'aurait fait, l'héritier qui ne l'aurait pas recueillie à titre de légataire, l'aurait recueillie à titre d'héritier. Au surplus, notre doctrine est semblable à celle de l'ancienne jurisprudence, comme on peut le voir dans Thévenot d'Essaules, Traité des Substitutions, chapitre 6, et dans Pothier dont voici l'opinion : « Nous pouvons aussi grever de subs-« titutions nos héritiers ab intestat, car nous « sommes censés leur avoir laissé, et ils sont « censés tenir de nous tout ce que nous pou-« vons leur ôter par les dispositions que les

« lois nous permettent de faire. Sciendum est « autem eorum fideicommittere quem posse, « ad quos aliquid perventurum est morte ejus, « vel dum eis datur, vel dum eis non adi- « mitur » (Loi 1, parag. 6, au Digeste, *de legatis*, 3°) ; (Pothier, Traité des Substitutions, section 4, art. 1, parag. 3).

Telle est aussi de nos jours l'opinion de M. Coin-Delisle, n° 12, et de M. Vazeille, n° 4.

La deuxième condition essentielle pour former une substitution prohibée est que la charge de conserver s'étende jusqu'à la mort du grevé.

La charge de conserver, pour rentrer dans les prévisions de l'art. 896, doit, disons-nous, s'étendre jusqu'à la mort du grevé : sans doute, le texte ne parle pas de la mort, mais cette interprétation, admise du reste par tous les auteurs, devient évidente quand on rapproche l'art. 896 de ceux qui n'en sont que les exceptions. Que dit l'art. 897 ? « Sont exceptées des « deux premiers paragraphes de l'article pré- « cédent les dispositions permises aux pères et « mères et aux frères et aux sœurs, au cha- « pitre 6 du présent titre. » Or, ces exceptions, annoncées par l'art. 897, sont contenues dans les art. 1048 et 1049, qui permettent au père et à la mère de donner à un de leurs enfants tout ou partie de la quotité disponible, à la charge pour cet enfant de rendre ces biens à tous ses enfants nés ou à naître. Ces mots *nés* et *à naître* prouvent clairement que la charge dont il est parlé dans ces articles doit s'étendre jusqu'au décès du père, car ce n'est qu'à cette époque qu'on pourra connaître tous ses enfants. En veut-on une autre preuve? voici ce que disait le premier consul au sujet de la substitution permise par l'art. 1049, dans la séance du 9 pluviôse an XI : « Pourquoi donc l'oncle « ne pourrait-il pas comme le père pourvoir « à ce qu'un neveu dissipateur n'enlevât pas « sa succession à sa famille? Les biens frappés « de disposition officieuse ne demeureraient « pas longtemps hors du commerce, puisqu'ils « y rentreraient après la mort du premier héri- « tier » (Fenet, tome 12, page 265).

Maintenant, si nous avons démontré, comme nous l'espérons, que dans les art. 1048 et 1049 la charge de conserver doit s'étendre jusqu'au décès du grevé, il sera impossible de donner un autre sens à la charge de conserver imposée au grevé par l'art. 896, car les termes de la règle générale ne peuvent pas s'entendre autrement que ceux qui contiennent ses exceptions. Au surplus, si nous nous attachions servilement au texte pour interpréter l'art. 896, comment pourrions-nous le concilier avec les art. 1040 et 1121 du Code Napoléon? Ces deux articles montrent qu'un donataire ou un légataire peut très-valablement être chargé de rendre les biens qu'il a reçus, à un tiers, pourvu que l'époque de cette restitution ne soit pas nécessairement celle de son décès.

D'après l'article 2040, un legs peut être fait sous condition suspensive, comme dans l'espèce suivante : Je lègue tel bien à Pierre et le charge de le rendre à Paul si tel navire revient d'Orient.

Dans cette espèce l'héritier chargé du legs est tenu de conserver la chose léguée jusqu'à l'arrivée de la condition, et à cette époque de la remettre au tiers désigné.

Je puis également, aux termes de l'article 1121, donner mes biens à Paul, à la condition de remettre telle partie de ces biens à Pierre quand il sera arrivé à vingt-cinq ans par exemple. Ici encore le premier donateur sera chargé de conserver et de rendre.

Que devient donc la prohibition de l'article 896, si on l'entend dans un sens absolu ? Voilà deux articles qui évidemment permettent de donner une chose à la charge de la conserver et de la rendre ; au contraire, tout se concilie si on explique la prohibition de l'article 896 comme nous l'avons fait. Mais pourquoi ce laconisme du Code sur une matière si importante, que l'orateur du gouvernement, en présentant le titre des successions, disait que l'abolition des substitutions en était la partie la plus importante ?

En se servant du mot *substitution*, les rédacteurs du Code lui ont donné le sens que lui donnait notre ancien droit, et Thévenot enseigne que le mot *substitution* mis seul a trait à l'acte comprenant la chargede conserver et de rendre à son décès.

« Dans notre usage, dit-il au n° 219 de son traité des substitutions, la condition de la mort du grevé n'a besoin d'être annoncée ni expressément ni implicitement. Le grevé est présumé n'avoir été chargé de rendre *qu'à sa mort*, à moins qu'il n'y ait dans la substitution quelque terme ou circonstance qui indique le contraire. Notre usage habituel étant de ne substituer que pour le temps du décès du grevé, il est juste de croire que le substituant l'a entendu de la sorte si le contraire n'est pas établi. Quelle apparence, en effet, dans nos mœurs, que quand un père aura dit : Je fais mon fils légataire universel et je substitue mes biens à ses enfants, il ait entendu obliger ce fils à rendre sur-le-champ à ses enfants, tellement que ce fils n'ait aucune jouissance de ces biens pendant sa vie? Cela n'est nullement probable, lors même que la substitution est faite par un étranger, et dans ce cas même, la condition *cum moreretur* doit être présumée, d'après notre manière ordinaire de substituer. »

La troisième condition essentielle pour former une substitution prohibée est que le grevé rende la chose à un tiers. Concluons donc de tout ceci avec M. Proudhon, qu'il n'y a de prohibé que les substitutions faites dans l'ordre successoral, par lesquelles l'un serait appelé à recueillir après le décès de l'autre et sous la condition de survie.

La nécessité de l'existence de ces trois conditions : 1° obligation véritable pour le grevé ; 2° de conserver jusqu'à sa mort ; 3° de rendre à un tiers à cette époque, étant établies, nous pouvons passer en revue plusieurs espèces et nous demander si elles forment des substitutions prohibées.

Le Code Napoléon, dans deux articles, prend soin de nous avertir que certaines dispositions dont il parle ne sont pas des substitutions prohibées.

Substitution vulgaire. — L'article 898 nous enseigne qu'il ne faut pas ranger parmi les substitutions prohibées par l'article 896, les substitutions appelées vulgaires à Rome, comme la suivante : Je lègue à Pierre tel bien, et s'il ne veut pas ou ne peut pas le recueillir, je lui substitue Paul. Le doute n'est pas possible devant les termes formels de l'article 898, mais à l'aide de notre règle posée plus haut et qui dans toutes ces questions nous servira comme de criterium, nous aurions décidé, sans le besoin d'autre texte que celui de l'article 896, qu'une semblable disposition ne forme pas une substitution prohibée. En effet, Pierre, dans l'espèce, n'aura pas la chose avant Paul : s'il l'a, Paul ne l'aura pas, et réciproquement; comme le dit Montesquieu, *Esprit des lois*, livre 29, chapitre 8, cette disposition n'a point pour objet de perpétuer l'héritage dans une famille du même nom, mais de trouver quelqu'un qui accepte l'héritage.

Disposition entre vifs ou testamentaire, par laquelle l'usufruit est donné à l'un et la nue propriété à l'autre. — Ici encore, il ne peut pas y avoir de substitution prohibée, d'abord à cause de l'article 899, et ensuite à cause de l'article 896. En effet, quand je donne à Pierre la nue propriété et à Paul l'usufruit, il y a deux donations simultanées, chaque donataire reçoit immédiatement ce à quoi il a droit, sans que l'un d'eux soit chargé de conserver et de rendre à son décès. Il est bien vrai qu'à la mort de l'usufruitier, l'usufruit ira retrouver la nue propriété de Pierre dans l'espèce, mais cela tient à la nature de l'usufruit qui s'éteint à la mort de l'usufruitier et se réunit nécessairement alors à la nue propriété (article 617). Ce point de ressemblance avec la substitution prohibée est accompagné de différences trop saillantes pour que les deux cas puissent être confondus.

En effet, si le disposant avait dit : Je donne tel bien à Pierre, avec charge de le conserver jusqu'à sa mort et de le rendre alors à Paul ; Paul, au lieu d'avoir immédiatement la nue propriété, comme dans l'espèce précédente, n'aurait rien eu du vivant de Pierre ; mais il aurait suffi qu'il fût né ou conçu au moment du décès de Pierre, pour recueillir la substitution, tandis que dans l'espèce précédente, qui n'est point une substitution, il faut que Paul soit né ou conçu au moment du décès du testateur.

Substitution pupillaire et exemplaire. — Nous savons ce que c'est que ces substitutions ; nous avons vu qu'elles étaient permises à Rome, en usage dans nos pays de droit écrit jusqu'à la loi du 17 nivôse an II, qui les abolit expressément par son article 61. Si elles sont nulles sous le Code Napoléon, ce n'est pas parce qu'elles tombent sous le coup de la nullité de l'art. 896, avec lequel elles n'ont rien de commun, mais par ce principe général de notre droit français, qu'une personne ne peut jamais faire le testament d'une autre, qu'un testateur ne peut disposer que de ses biens : « Art. 895. Le testament est un acte par lequel le testateur dispose, pour le temps où il ne sera plus, de tout ou partie *de ses biens*, et qu'il peut révoquer. »

Substitution fidéicommissaire pure. — Nous avons déjà rencontré cette substitution fidéicommissaire en droit romain et dans notre ancien droit français. Que devient-elle sous l'empire du Code Napoléon? Nous reportant toujours à notre explication de l'art. 896, il nous est impossible de voir là une substitution prohibée; en effet, nous ne trouvons dans cette substitution fidéicommissaire pure, ni cette suspension du droit de l'appelé, ni cette charge imposée au premier gratifié de conserver le bien jusqu'à sa mort; nous n'y trouvons enfin aucune des conditions constitutives de la substitution prohibée. Nous décidons alors qu'elle sera valable comme disposition modale, spécialement autorisée par l'art. 1121. D'où il faut conclure que le grevé n'aura jamais été propriétaire de la chose à restituer, et que l'appelé l'a été dès son acceptation. Telle est l'opinion de M. Toullier, dans son Droit civil, tome V, n°s 23 et 30.

Quand bien même il y aurait un terme ajouté à la restitution, la charge de rendre ne serait pas suspendue comme dans le cas d'une condition, et le droit serait acquis au second gratifié, du moment où l'acte commence à produire son effet; cela résulte des art. 1041 et

1185, qui signalent la différence qui existe entre le terme et la condition.

Substitution fidéicommissaire conditionnelle. — Une substitution fidéicommissaire est conditionnelle quand la charge de rendre est faite sous une condition autre que la mort du grevé, et qui ne suppose pas nécessairement cette mort ; en voici un exemple : Je donne mes biens à Pierre, qui les restituera à Paul quand ce dernier aura atteint sa vingt-cinquième année.

Est-ce là une substitution prohibée par l'article 896 du Code Napoléon? Nullement. En effet, la circonstance de la mort du grevé ne s'y rencontre pas, et nous savons qu'elle est nécessaire pour constituer une substitution prohibée. Si la condition ne se réalise pas, ainsi, dans l'espèce, si Paul n'atteint pas sa vingt-cinquième année, Pierre conservera les biens, parce que la substitution a été nulle. Au surplus, cette doctrine est enseignée par tous les auteurs, et notamment M. Grenier, tome Ier, page 126 ; M. Toullier, tome V, n° 40 ; Rolland de Villargues, *Traité des substitutions*, p. 273.

Mais prenons garde et remarquons qu'une disposition conditionnelle faite sous condition suspensive, comme la mort de l'héritier légitime, renferme une véritable substitution prohibée. Ainsi, un mari lègue ses biens à sa femme au cas que leurs enfants meurent avant elle.

Est-ce seulement un legs conditionnel ou une substitution prohibée? Suivant-nous, l'art. 896, sainement entendu, conduit à décider que c'est une véritable substitution prohibée.

Toutefois, cette question avait été vivement controversée dans l'ancien droit, comme on peut le voir par les diverses sentences rapportées par Chabrol. Elle l'est encore de nos jours.

Il nous semble, cependant, qu'appeler la mère après le décès de ses enfants, c'est la réduire à un simple droit éventuel; c'est laisser la propriété sur la tête des enfants pendant toute leur vie et les charger de la rendre à leur décès. C'est sous ce rapport, que Chabrol nous apprend qu'une disposition semblable fut considérée par une sentence du 24 juillet 1663. « Un mari avait légué à sa femme le quart de ses biens en cas que son fils mourût avant elle. On disait contre le legs que la femme ayant été appelée au défaut et par le prédécès de son fils, il fallait considérer ce legs du même œil que si le fils eût été institué et chargé de restituer à son décès le quart à sa mère; qu'on avait pris une tournure pour éluder la disposition de la coutume, et que c'était une substitution déguisée. On répondait que le fils n'avait été chargé ni de remettre, ni même institué; que c'était un legs conditionnel que la coutume ne défend pas, et que la condition étant arrivée, le legs était devenu pur et simple. Néanmoins, le contraire fut jugé entre Catherine Espinas, femme de Jean Almaric, et Gilberte Espinas, femme du sieur Marcellin Dufraisse. »

Les personnes qui, dans la disposition par nous rapportée, ne trouvent pas une substitution prohibée, et de ce nombre est M. Toullier, disent qu'il n'y a qu'un legs conditionnel fait sous cette double condition : 1° que la mère survivra à ses enfants ; 2° que ces derniers n'auront pas disposé du bien à eux advenu. Il est vrai que s'il en était ainsi, les enfants ne se trouvant pas obligés de conserver et de rendre, il n'y aurait pas de substitution. Mais sur quoi se fondent nos adversaires pour suppléer, dans la disposition, la faculté d'aliéner? Notre opinion, conforme à celle de la majorité des auteurs et à celle notamment de M. Grenier, a pour elle un décret du 9 fructidor an II, qui décide qu'au nom près, une telle disposition est une véritable substitution. Ce décret a de l'importance, car il a été rendu sous l'empire de la loi de 1792 qui, comme l'art. 896, prohibait les substitutions.

Substitution fidéicommissaire de eo quod supererit. — J'institue Pierre mon héritier, et lorsqu'il mourra je le charge de rendre ce qui restera à Paul. Voilà la substitution connue sous le nom de substitution *de eo quod supererit*. Est-elle prohibée par l'art. 896? Ceux qui répondent affirmativement à cette question se fondent sur ce que la disposition dont nous nous occupons renferme tous les caractères d'une substitution prohibée. En effet, disent-ils, on voit d'abord dans cette substitution une première personne instituée dans la propriété de la chose ; une seconde personne appelée à recueillir après que le premier donataire aura lui-même recueilli; enfin le second donataire ne doit recueillir que dans le cas futur et incertain du prédécès du premier donataire, condition qui, en même temps qu'elle laisse reposer la propriété sur la tête du premier donataire, la place, en cas d'événement, sur la tête du second, d'où résulte l'ordre successif, dernier caractère de la substitution prohibée par l'art. 896.

Toutes ces raisons n'ébranlent pas notre conviction. En effet, et nos adversaires nous l'accordent en reconnaissant dans la disposition *de eo quod supererit* une substitution prohibée, il faudrait restreindre, comme autrefois, la faculté d'aliéner chez le grevé, et le Code est complétement muet sur cette restriction. Nous sommes peu touchés des textes du droit romain ou de notre ancien droit, que l'on voudrait exhumer pour combler cette lacune : leur valeur est complétement nulle aujourd'hui, aussi bien comme autorité légale que comme raison écrite. Les jurisconsultes, suivant autrefois les mêmes règles d'interprétation que nous, cherchaient à donner, de préférence aux dispositions, un sens dans lequel la volonté des disposants pût avoir effet. Aussi introduisaient-ils, autant que possible, dans la disposition *de eo quod supererit*, la charge de conserver; de nos jours, au contraire, en vertu des mêmes règles d'interprétation, nous devons, dans le doute, considérer la faculté d'aliéner laissée au grevé comme absolue, qui, en excluant la charge de conserver, enlève à la disposition le caractère de substitution prohibée et donne un effet à la volonté du testateur.

N'oublions pas non plus que nous sommes dans une matière exceptionnelle et pénale. Dans le silence de la loi nous ne pouvons résoudre une question dans le sens de la prohibition, par l'histoire pas plus que par des arguments *a pari* ou *a fortiori*. On comprend fort bien que le Code Napoléon n'ait pas confondu la disposition *de residuo* dans la prohibition des substitutions. Les inconvénients qui lui ont inspiré les rigueurs de l'art. 896 n'existent pas chez elle. Déroge-t-elle plus que toute disposition permise à l'égalité? Est-elle un obstacle à l'amélioration des biens, puisque le grevé peut en disposer absolument comme s'il en était entièrement propriétaire? Nuit-elle au commerce, au crédit public? Non ; grâce à l'absence de la charge de conserver, cette disposition n'entraîne pas avec elle les inconvénients des substitutions prohibées. Il eût donc été extraordinaire que le législateur la comprît dans la prohibition.

Soit, peut-on nous dire, mais s'il en est ainsi, une exception aurait dû consacrer votre doctrine, puisque dans d'autres cas le législateur a pris soin de se prononcer expressément à l'occasion des dispositions permises aux aïeuls et oncles en faveur de leurs petits-enfants et neveux. Cette objection peut se réfuter en défaut : les art. 1048 et 1049 étaient indispensables, car les dispositions qu'ils autorisent renferment tous les caractères des substitutions prohibées; au contraire, la disposition *de residuo* ne contenant pas la charge de conserver et n'étant pas, à vrai dire, une substitution prohibée, le législateur n'avait pas besoin de la permettre expressément.

Après avoir varié dans le principe, la jurisprudence semble fixée dans le sens de l'opinion que nous soutenons (arrêts de Paris, 26 janvier 1808 ; Caen, 16 novembre 1830 ; Rouen, 28 janvier 1831 ; arrêts de cassation, 14 mars 1832 et 5 juillet 1832). Le nombre des auteurs n'est pas moins imposant que celui des arrêts : Zachariæ, tome 5, page 253 ; Marcadé, tome 4, page 264 ; Rolland de Villargues, n° 268 ; Toullier, tome 5.

La disposition *de eo quod supererit* n'étant qu'une disposition conditionnelle ordinaire, il en résulte que la donation faite au premier donataire doit être maintenue dans tous les cas. Quant à la donation faite au second donataire, malgré l'opinion de Rolland de Villargues qui l'annule, nous la croyons parfaitement valable, pourvu que ce donataire remplisse les conditions voulues par l'art. 906 pour recevoir entre vifs ou par testament, c'est-à-dire qu'il soit au moins conçu au moment du décès du testateur si la disposition est faite par testament, qu'il soit conçu au moment de l'acceptation et de la notification si la disposition est faite par acte entre vifs.

La seconde disposition est subordonnée à la condition que le premier donataire n'aura pas aliéné les biens, car la question, évidemment, ne peut s'élever que pour les biens laissés par le premier donataire. Cette condition est potestative, il est vrai, et aux termes de l'art. 944, toute donation faite sous une condition potestative de la part du disposant est nulle. Mais remarquons qu'ici la condition potestative met la donation à la merci, non du disposant, mais du premier donataire, remarque qui écarte tout argument à tirer contre nous de l'art. 944.

Pour la disposition faite par testament, l'objection tirée de l'art. 944 n'est pas possible en présence de l'art. 895.

En principe nous ne voyons pas non plus une substitution prohibée quand le disposant a permis au grevé d'aliéner en cas de besoin; nous disons en principe, car dans certaines circonstances données nous verrions une substitution prohibée dans une semblable disposition.

Disposition faite avec défense d'aliéner. — Cette disposition n'est pas une substitution prohibée, quand bien même le testateur aurait défendu d'aliéner à d'autres personnes que celles qu'il indique; en effet ce n'est point une charge de rendre. Aux termes de l'art. 900, une telle condition sera réputée non écrite.

Disposition faite avec défense de tester. — Ce que nous venons de dire pour la défense d'aliéner nous permet par *a fortiori* de décider de même pour la défense de tester, défense nulle en soi.

Disposition faite avec faculté d'élire. — Nous avons vu que c'était un usage dans les pays de droit écrit, de charger le grevé de choisir la personne à qui il remettrait la chose à son décès. De nos jours il ne peut pas être question d'examiner si une semblable disposition renferme une substitution prohibée, puisque la loi du 17 nivôse an II et après elle le Code Napoléon ont aboli la faculté d'élire. Le rapport fait par M. Jaubert au Tribunat ne laisse pas de doute à ce sujet. « En matière de disposition de biens, disait cet orateur, il ne peut y avoir de facultés que celles qui sont définies par la loi. Ainsi le projet ne s'expliquant pas sur l'ancienne faculté d'élire, le silence de la loi suffit pour avertir que cette faculté ne peut plus être conférée. Heureuse interdiction! que de procès prévenus, que d'actes immoraux épargnés à ceux que l'exercice de cette faculté d'élire aurait pu intéresser! »

Substitution réciproque. — Telle est la disposition ainsi conçue : J'institue Pierre et Paul, et je les substitue l'un à l'autre à leur décès. Elle ne renferme pas nécessairement une substitution prohibée; car cette expression, à leur décès, pouvant s'entendre dans le sens où le prémourant décède avant d'avoir recueilli tout aussi bien que dans le sens où il décède après avoir recueilli, il faut, pour ne pas laisser la volonté du testateur sans effet, limiter sa disposition à une substitution vulgaire permise par l'art. 898.

Substitutions conjecturales. — On donnait, en droit romain et dans notre ancien droit, ce nom à des substitutions fidéicommissaires dont on prouvait l'existence par des conjectures plus ou moins certaines tirées de la volonté du testateur.

Sous l'empire du Code Napoléon, une semblable manière de procéder n'est plus permise, comme le disait Merlin dans les conclusions qu'il a données lors de l'arrêt rendu par la Cour de cassation, le 5 juin 1809, attendu que le testateur, dans le doute sur sa volonté, n'est jamais présumé avoir voulu faire ce que la loi défend.

Substitution fiduciaire. — Une personne est fiduciaire quand elle a été chargée par le testateur, qui l'a instituée pour la forme, trouvons-nous dans le Répertoire de Merlin, d'administrer la succession, et de la tenir en dépôt jusqu'au moment où elle doit la remettre au véritable héritier. Ce fiduciaire n'est héritier que de nom ; il n'est pas saisi de la succession ; ce n'est pas sur sa tête que repose la propriété des biens du défunt : il n'en est que l'administrateur. Il est évident qu'une pareille substitution, s'il est permis de lui donner ce nom, n'a rien à craindre de la prohibition de l'article 896. A plus forte raison en sera-t-il de même du simple conseil donné à son héritier de choisir tel héritier plutôt que tel autre. « Les termes qui n'expriment « qu'une recommandation vague, disait déjà « Pothier, *Traité des substitutions*, section 2, « n° 42, ne renferment point de substitution. »

Disposition dans laquelle le testateur, craignant qu'elle ne soit attaquée comme substitution, a dit qu'il voulait que la première donation, dans ce cas, fût considérée comme existant seule. — Si la disposition renferme véritablement une substitution, d'après la volonté du testateur, la première disposition s'isole de la seconde, considérée comme non écrite, et produit son effet en tant que donation pure et simple. Un arrêt de la Cour royale de Paris, rendu le 3 mars 1820, a consacré cette doctrine.

Disposition contenant une tontine. — Plusieurs individus, copropriétaires d'un immeuble, conviennent que la part de chaque prémourant ira grossir celle des survivants, de telle sorte que le dernier survivant aura la totalité de l'immeuble, combinaison fort à la mode il y a vingt-cinq ans.

Cette disposition renferme-t-elle une substitution prohibée par l'art. 896?

La question ne laisse pas que d'être embarrassante. On peut dire, pour prétendre que la tontine cache une substitution prohibée, que les survivants ne peuvent réunir sur leurs têtes la part des prémourants, sans être considérés comme *donataires ;* que le survivant n'étant appelé qu'éventuellement à la propriété totale, les prémourants sont, vis-à-vis de lui, de véritables grevés conservant et ne rendant qu'à leur décès toutes conditions de la substitution prohibée. C'est ainsi que l'entendait un célèbre jurisconsulte, Merlin.

Cependant, nous ne voyons pas dans cette combinaison une substitution prohibée, mais un contrat aléatoire dans lequel chaque partie ne se propose que son propre intérêt, sans songer nullement à gratifier les autres parties; c'est un jeu de loterie. La Cour de cassation, par un arrêt du 9 pluviôse an IX, en présence de la loi de 1792 prohibant les substitutions, a suivi la même interprétation. Voici l'arrêt : « Attendu, dit la Cour, que l'acte contenait seulement une donation au survivant des frères et sœurs Lemoine, de la maison qui leur appartenait, avec rétention d'usufruit et clause de société commune et continuée jusqu'au décès du pénultième d'entre eux; que cette idée de substitution disparaissait si l'on considérait que le droit d'accroissement n'avait été stipulé que pour renforcer la disposition; mais, qu'au fond, la stipulation en était inutile et ne portait sur rien, puisque chacun des frères et sœurs Lemoine, ayant déjà et par l'acte donné au dernier vivant tout ce qui lui appartenait, faisant un cinquième des objets désignés, aucun d'eux ne pouvait plus transmettre, et rien ne pouvait plus accroître aux autres; que la clause voulant que les survivants soient successivement saisis ne pouvait pas davantage, puisqu'elle n'était évidemment relative qu'à l'usufruit réservé, la propriété étant déjà transférée à celui qui survivrait. »

Droit de retour stipulé en faveur d'un autre que le donateur. — Cette disposition, prohibée par l'art. 951, renferme évidemment une substitution prohibée par l'art. 896; d'où il faut conclure, suivant nous, que non-seulement le tiers désigné ne recueillera pas après le donataire, mais que le premier donataire ne recueillera pas, parce que, dans toute substitution prohibée, la disposition principale est nulle aussi bien que la seconde donation. En effet, aucun argument ne peut être tiré de l'art. 951, puisque, dans l'espèce, il ne saurait être question d'une véritable clause de retour prévue par ledit article.

Disposition d'usufruit. — Un testateur a dit : Je lègue à Pierre l'usufruit de ma maison, à la charge de conserver cet usufruit jusqu'à sa mort pour le rendre alors à Paul : a-t-il fait une substitution prohibée? non. En effet, un usufruit ne peut servir à établir une substitution, car il n'est de sa nature qu'un droit personnel et non transmissible dans l'ordre des successions d'un usufruitier à un autre, puisque sa durée ne peut dépasser la vie de son propriétaire. Comment concevoir que le premier gratifié d'un usufruit soit chargé de conserver pour rendre, lorsqu'à son décès il perd tout droit à l'usufruit?

Et si l'usufruit s'éteint par la mort de son propriétaire, comment cette mort le transmettrait-elle à un propriétaire nouveau, ainsi que cela doit être pour les biens frappés de substitution?

Nous donnerions la même décision si l'usufruit était donné conjointement à Pierre et à Paul par exemple, avec accroissement au profit du survivant d'entre eux. Sans doute Paul le survivant aurait après le prédécès de Pierre tout l'usufruit dont naguère il n'avait que la moitié; mais ne nous y trompons pas, ce n'est pas le même usufruit qui continue, c'est un second usufruit qui prend naissance dans la personne du légataire survivant après que le premier s'est éteint avec le prédécédé.

Toutefois, si l'usufruit s'étendait à une série indéfinie d'individus, il constituerait une substitution prohibée, attendu qu'on ne peut pas concevoir une nue propriété éternellement séparée de l'usufruit.

CHAPITRE III.

EFFETS DES SUBSTITUTIONS PROHIBÉES.

Dans le second paragraphe de l'article 896, nous trouvons que la disposition qui contiendra les caractères d'une substitution « sera nulle même à l'égard du donataire, de l'héritier institué ou du légataire. » Quelques lignes plus bas, l'article 900 dit au contraire que, dans toute disposition entre vifs ou testamentaire, les conditions impossibles, celles qui sont contraires aux lois et aux bonnes mœurs, seront réputées non écrites.

Pourquoi cette différence et cette rigueur en matière de substitution ? Les Romains, qui tenaient essentiellement à ne pas mourir intestats, sans doute parce que, dans le principe, le droit de tester fut une conquête faite par les plébéiens sur les patriciens, déclaraient, pour éviter la nullité de beaucoup de testaments, que les conditions impossibles ou contraires aux lois et aux bonnes mœurs seraient réputées non écrites.

Nos anciens jurisconsultes, à tort ou à raison, ce n'est pas le lieu d'examiner ici la question, ont transporté cette règle dans les donations entre vifs et les testaments. Les auteurs qui critiquent cette extension louent le législateur d'avoir, dans l'article 896, établi une règle plus logique que dans l'article 900.

Pour nous, d'autres raisons justifient cette différence entre les deux articles. Si on eût conservé la disposition principale en annulant seulement l'accessoire, on eût donné au grevé une propriété entière et irrévocable au lieu d'une propriété conditionnelle et révocable. C'était par conséquent rendre la libéralité plus considérable, et dépasser la volonté du disposant; il fallait donc tout annuler. De plus, le législateur a craint, et les mœurs de l'ancien régime n'étaient pas encore assez modifiées pour rendre ses craintes chimériques, que malgré la loi, le premier donataire ne se crût engagé d'honneur, et contraint par l'opinion publique d'exécuter la disposition prohibée. Est-il étrange, en présence d'une disposition dont le but est de changer l'ordre légal des successions, de l'annuler entièrement pour empêcher ce résultat ?

Cette crainte du législateur nous paraît être la principale raison de la nullité totale prescrite par l'article 896, car un moyen se présentait naturellement de donner à la disposition principale un effet conforme à la volonté du testateur; c'était, tout en annulant la disposition en entier, de donner l'usufruit au grevé ; mais le législateur se préoccupait trop de l'influence politique de sa disposition pour songer à interpréter ainsi la volonté du donateur. Étant d'ordre public, la nullité totale des substitutions ne peut être couverte par une ratification ; aussi, vainement les parties intéressées, c'est-à-dire le grevé d'une part et les appelés d'autre part, consentiraient-ils réciproquement à ce qu'elle produisît des effets,

Cependant, n'allons pas trop loin dans notre

destruction de la volonté du disposant, et remarquons que, dans certains cas, la première donation pourra être valable, bien que la disposition contienne une substitution prohibée. Il en sera ainsi toutes les fois que la substitution sera nulle, non pas à cause de l'article 896, mais parce qu'elle contient en soi des causes de nullité qui l'auraient empêchée de produire son effet, quand bien même les substitutions auraient été permises.

Cette nullité pourra provenir, par exemple, du défaut des conditions exigées par les lois pour la validité d'une donation ordinaire, comme les vices de forme pour incompétence du notaire, incapacité des témoins, défaut de signature. Dans ces cas, puisqu'il n'y a pas de deuxième donation, il n'existe pas de substitution pouvant influer sur la première donation.

Les causes de nullité au lieu de porter sur la forme peuvent porter sur le fond. Le disposant, par exemple, a appelé à la substitution une personne incapable de recevoir, comme un étranger avant la loi du 14 juillet 1819.

Réciproquement, et pour les mêmes raisons, la seconde donation pourrait être valable si la première donation faite au grevé dans l'espèce était nulle en soi, pour une cause autre que la prohibition de l'article 896. De même si un acte comprenait une substitution prohibée et plusieurs autres dispositions permises, ces dispositions seraient parfaitement valables.

Qu'on ne vienne pas dire, pour attaquer notre solution, que l'accessoire doit suivre le sort du principal, ou le principal suivre celui de l'accessoire. Cette vérité n'est que relative ; car, suivant nombre de docteurs cités par Tiraqueau dans son Traité du retrait lignager, l'accessoire ne suit pas la nature du principal, quand il y a diversité de raison : « Generale est, ut accesso- « rium non sequatur naturam principalis, cum « ratio utriusque diversa est, » ce qui s'applique parfaitement à notre espèce. Enfin la règle *accessorium sequitur principale*, souffre encore exceptions quand l'accessoire peut se soutenir par lui-même, ou bien lorsqu'il est également principal : « quando accessorium per se « stare potest ; quoties æque principale est. »

La nullité d'une substitution prohibée peut être demandée par tous ceux qui ont un intérêt né et actuel à sa prohibition, notamment par les héritiers légitimes. Ils ne seraient plus recevables si la substitution était attachée à un legs particulier et si de plus il existait un héritier institué ou un légataire universel, devant profiter de la nullité.

Les juges peuvent-ils suppléer d'office le moyen tiré de la nullité résultant de la substitution prohibée par l'article 896? Nous croyons que la réponse à donner à cette question dépend un peu des circonstances. En effet, si la nullité d'une disposition était demandée et si d'autres moyens que celui résultant de la substitution étaient invoqués, les juges pourraient d'office suppléer ce moyen, et en agissant ainsi ne feraient que justifier les conclusions des demandeurs en nullité.

Mais si aucune action en nullité n'était intentée contre une disposition, les juges ne pourraient pas en prononcer la nullité parce qu'elle renferme une substitution prohibée, sous peine de s'exposer à la requête civile, qui trouverait alors son application conformément à l'article 480 du Code de procédure civile.

Dans toute demande en nullité d'une disposition comme renfermant une substitution prohibée, le ministère public devra donner ses conclusions, car la nullité prononcée par l'article 896 est d'ordre public.

CHAPITRE IV.

PREUVE DES SUBSTITUTIONS PROHIBÉES.

La preuve d'une substitution prohibée ne peut, suivant nous, résulter que d'un acte contenant une donation ou un testament. Les héritiers du disposant ne seraient pas admis à faire cette preuve à l'aide d'autres moyens.

Ainsi, ils ne pourraient ni déférer au donataire ou légataire le serment sur la question de savoir si le disposant lui a enjoint de conserver les biens donnés ou légués pour les rendre au jour de sa mort à un tiers, et s'il entend se conformer à cette charge; ils ne seraient pas non plus admis à le faire interroger sur faits et articles, moyen de preuve bien plus efficace que le serment quand on a affaire avec des gens plus ou moins honnêtes. Ils ne seraient même pas reçus à se prévaloir de lettres missives échangées entre le disposant et le légataire ou le donataire, d'où il résulterait que ces derniers ont pris l'engagement de conserver et de rendre les biens à un tiers désigné par le disposant.

En effet, quand une substitution est exceptionnellement permise, elle ne peut être établie que dans les formes prescrites pour les donations entre vifs ou les testaments. Si la charge de conserver et de rendre n'avait été imposée au donataire ou légataire que verbalement ou même par écrit, mais dans un acte dépourvu des solennités requises pour les dispositions à titre gratuit, elle ne serait pas civilement obligatoire et ne conférerait pas au tiers désigné pour recevoir en second ordre les biens donnés ou légués d'action pour réclamer les biens.

La disposition au profit de ce tiers serait nulle en la forme, et toute preuve que celui-ci offrirait de faire pour en établir l'existence devrait être rejetée. De même qu'une substitution permise ne peut produire d'effet qu'autant que la double disposition, tant au profit du grevé que de l'appelé, est établie par un acte revêtu des formalités prescrites pour les dispositions à titre gratuit, de même on ne peut attaquer une donation ou un legs comme renfermant une substitution prohibée, qu'autant que la charge de conserver et de rendre a été imposée par un acte passé dans la forme exigée pour la validité des dispositions entre vifs ou testamentaires. En vain objecterait-on que le testateur ou le donateur s'est reposé de l'exécution de sa volonté sur la bonne foi du donataire, et que ce dernier a pu se croire obligé en conscience d'accomplir cette volonté. Ce n'est point la simple possibilité de la transmission des biens dans un ordre successif et à des personnes désignées ou convenues d'avance que la loi a voulu proscrire, elle a voulu seulement prévenir les nombreux inconvénients attachés aux substitutions forcées. Qu'on ne dise pas non plus que lorsque le disposant charge le donataire ou le légataire de conserver et de rendre à son décès les biens donnés ou légués, et que celui-ci promet d'accomplir cette charge, il se forme entre eux un pacte illicite et frauduleux, et que dès lors ce pacte est tout comme une interposition de personnes au profit d'un incapable susceptible d'être prouvé par toutes sortes de preuves ; cette objection n'a pas plus de force que la première, car outre que ce pacte n'est pas civilement obligatoire, il n'entraînerait pas, s'il était volontairement exécuté, les inconvénients des substitutions prohibées. En effet, il ne pourrait pas être opposé aux tiers vis-à-vis desquels la propriété des biens donnés ou légués a été acquise aux donataires ou légataires d'une manière irrévocable. On ne peut donc pas soutenir qu'un tel acte fasse fraude à la prohibition des substitutions, puisque l'exécution qu'il pourrait recevoir ne présenterait pas les dangers que l'article 896 a voulu éviter.

Il ne faut pas non plus assimiler le cas qui nous occupe à celui d'une interposition de personnes dans une donation faite au profit d'un incapable. Quand on attaque une disposition comme faite à un incapable par l'entremise d'une personne interposée, on n'allègue pas l'existence de deux donations successives faites l'une au profit du donataire ou légataire apparent, l'autre au profit d'un incapable ; dans ce cas, il va de soi que la loi admette à prouver par toutes sortes de preuves l'interposition de personnes, puisqu'il ne s'agit, après tout, que d'établir le but réel d'une disposition dont les parties ont frauduleusement caché la véritable destination.

Au contraire, celui qui attaque une disposition comme renfermant une substitution prohibée, allègue l'existence de deux donations successives, l'une au profit du grevé, l'autre au profit de l'appelé; si, au lieu de se fonder sur un acte régulier en la forme établissant cette seconde donation, il convient qu'il n'existe pas un pareil acte, il doit être écarté.

Toutefois, il est bien entendu que nous ne parlons pas du cas où l'acte régulier contenant la substitution aurait été perdu ou détruit par événement de force majeure : il faudrait alors admettre la preuve conformément à l'art. 1348.

SECTION II.

Substitutions permises.

CHAPITRE Ier.

NOTIONS HISTORIQUES, PRÉLIMINAIRES.

Le but du législateur, en permettant, par exception, dans les art. 1048 et 1049, certaines substitutions, a été de combler une lacune laissée par l'abrogation de l'exhérédation ordinaire et de l'exhérédation officieuse. L'exhérédation ordinaire avait été abrogée à bon droit ; car cette peine, que le père imposait à son enfant coupable, frappait du même coup toute une postérité innocente.

En outre, n'était-il pas scandaleux de voir devant le tribunaux ces combats où, pour des intérêts pécuniaires, la mémoire du père était déchirée par ceux qui s'opposaient à l'exhérédation, et où la conduite de l'enfant exhérédé était présentée sous des traits que la cupidité s'efforçait de rendre plus odieux encore.

L'exhérédation officieuse, qui consistait à réduire le fils dissipateur à l'usufruit de sa part héréditaire, assurait, il est vrai, la propriété de cette part à ses enfants nés et à naître, mais n'offrait guère moins d'inconvénients que l'exhérédation ordinaire. N'était-ce pas une véritable interdiction prononcée contre le grevé pour tout le reste de ses jours? Que deviendra ce fils ainsi proclamé dissipateur par son père? qui lui donnera sa confiance? N'était-ce pas une peine perpétuelle, alors que la cause n'en était peut-être que passagère?

L'exhérédation abolie, le père, soucieux de l'avenir de ses petits-enfants compromis par son fils, n'avait d'autre ressource que de faire interdire ce fils ou de lui faire nommer un conseil judiciaire; mais le pourra-t-il toujours? Non, si ce fils n'est pas dans les conditions requises par la loi. En donnant aux père et mère le moyen d'assurer à leurs petits-enfants la portion de biens dont la loi leur laisse la libre disposition, le Code Napoléon a comblé cette lacune. Pour y parvenir, il faut donner cette portion à un ou plusieurs de ses enfants, et les charger de la conserver jusqu'à leur décès pour la rendre à tous leurs enfants; il faut, en un mot, faire une substitution permise par exception.

Ce moyen est préférable à celui de l'exhérédation officieuse; la réserve légale reste intacte; la volonté du père ne s'applique qu'à la partie de ses biens dont la loi lui permet de disposer librement; elle ne peut plus être attaquée, et du reste elle ne se présente pas avec les caractères d'une peine infligée à l'enfant grevé; elle peut s'appliquer à l'enfant dissipateur comme à celui qui a déjà subi des revers de fortune ou se trouve exposé à en subir.

Sur les observations du premier consul, cette faculté de faire une substitution a été étendue au père ou à la sœur sans enfants en faveur de son frère ou de sa sœur pour rendre à tous ses neveux ou nièces.

C'est en effet une véritable substitution prohibée par l'art. 896, puisque nous y trouvons les trois conditions essentielles : 1° obligation véritable pour le grevé de conserver, 2° de conserver jusqu'à son décès, 3° pour rendre à des personnes désignées. Cependant le Code Napoléon évite de donner à ces dispositions le nom de substitutions ; peut-être est-ce, comme le disait M. Bigot-Préameneu, parce qu'elles sont contraires aux substitutions de l'ancien régime en ce que l'objet de la faculté donnée aux père et mère, au frère et à la sœur, n'est point de créer un nouvel ordre de succession ni d'intervertir les droits naturels de ceux que la loi eût appelés, mais plutôt de maintenir cet ordre et ces droits en faveur d'une génération qui en eût été privée.

Heureuse disposition, partie d'un tout habilement conçu par un législateur qui, tout en désirant, dans l'intérêt du crédit public, du commerce, de l'amélioration des biens, que ceux-ci ne soient pas frappés d'inaliénabilité, a voulu également que le patrimoine des familles fût autant que possible conservé. Ainsi, point d'inaliénabilité absolue, mais cependant des dispositions protectrices de la fortune domestique, tel est l'esprit de la loi. Chacun peut librement aliéner ses biens, mais la famille exerce un contrôle efficace ; suivant la gravité des faits elle pourra provoquer l'interdiction ou seulement la nomination d'un conseil judiciaire. Que si la prodigalité n'est pas assez caractérisée, ou si elle est seulement à redouter dans l'avenir, le père de famille soucieux de ses petits-enfants, l'oncle inquiet pour ses neveux, ne laisseront, l'un à son fils, l'autre à son frère, qu'une propriété conditionnelle et inaliénable ; en un mot, ils feront une substitution.

CHAPITRE II.

NATURE ET CARACTÈRES CONSTITUTIFS DES SUBSTITUTIONS PERMISES.

Pour qu'il soit question d'appliquer à une disposition les règles des art. 1048 et 1049, il faut qu'elle renferme les trois conditions essentielles à toute substitution prohibée par l'article 896, à savoir: 1° véritable obligation pour le grevé de conserver, 2° de conserver jusqu'à son décès, 3° pour rendre à cette époque aux personnes désignées par le disposant. Mais outre ces caractères de la substitution prohibée, la substitution permise se présente avec des caractères qui lui sont propres.

Ainsi, 1° elle ne peut être faite que par le père ou la mère grevant son fils au profit de ses petits-enfants ; un aïeul ne pourrait donc pas faire cette substitution. De même le frère ou la sœur jouissent seuls de cette faculté et non l'onou la tante, qui ne pourraient pas grever leur neveu de la charge de remettre à leurs petits-neveux. La discussion au Tribunat (Fenet, tome 12, page 454), l'Exposé des motifs par M. Jaubert qui s'en explique clairement, le principe que ces exceptions doivent s'interpréter rigoureusement, sont contraires à toute extension de cette faculté.

2° Quand le frère ou la sœur charge son frère de remettre ses biens à tous ses enfants, cette disposition n'est valable qu'autant que le disposant décède sans enfants vivants. Ainsi, le testateur qui laisse un fils et peut léguer la moitié de ses biens à son frère par exemple, ou à un étranger, ne peut pas leur faire la moindre libéralité à charge de restitution. C'est qu'ici les motifs qui ont engagé le législateur à permettre les substitutions prévues par les art. 1048 et 1049 ne se rencontrent plus. L'exception à la prohibition générale de l'art. 896 n'est faite qu'en faveur de tous les enfants d'une personne qui viendrait ab intestat à la succession du disposant, et n'a pour but que de prêter appui aux règles des successions légitimes; or, ce but serait manqué si la substitution était permise dans notre espèce; elle enlèverait les biens aux enfants de l'héritier ab intestat. Serait donc nulle la substitution faite par un frère qui laisserait à son décès un fils adoptif vivant, car la loi ne permet au frère de recueillir la libéralité à lui faite par son frère avec charge de restitution, qu'autant qu'il est son héritier ab intestat. La substitution peut être faite, nous le savons, soit par testament, soit par donations entre vifs. Qu'arriverait-il au cas où, faite par donations entre vifs, il surviendrait un enfant au frère substituant? Suivant nous, aux termes de l'art. 960, la substitution serait révoquée et ne revivrait pas quand bien même cet enfant décéderait avant son père. Cependant, en s'appuyant sur les mots *mort sans enfants* pris à la lettre, on a enseigné que la donation avec charge de restitution revivrait dans ce cas. Cette doctrine ne nous paraît pas admissible, attendu que dans l'art. 1049 le législateur ne s'occupe pas des causes de révocation et n'entend pas changer les principes par lui précédemment posés sur cette matière dans les art. 960 et 964. Avant qu'une libéralité puisse valoir comme substitution, il faut qu'elle puisse valoir comme donation ordinaire (la substitution, nous l'avons vu, n'est qu'une donation modale), et notre espèce présente évidemment le cas d'une donation révoquée pour cause de survenance d'enfant.

3° La restitution doit se faire à tous les enfants au premier degré du donataire grevé, disent les art. 1048 et 1049. Par ces mots, nous entendons, non pas qu'il n'y aura qu'un degré de restitution, mais que la restitution ne pourra se faire qu'à tous les enfants au premier degré du donataire grevé. Des auteurs, notamment M. Maleville, sur l'art. 1051, enseignent que la loi a parlé du degré le plus proche en fait; selon eux, la substitution serait valable lorsque le disposant aurait imposé au grevé la charge de rendre à son petit-fils, par exemple. D'autres auteurs, et nous adoptons leur opinion, pensent, comme nous l'avons déjà dit plus haut, que ces mots *au premier degré* n'indiquent que les fils ou filles du grevé. L'art. 1051, qui se réfère aux art. 1048 et 1049, le prouve peremptoirement, car si le législateur avait voulu que les petits-enfants pussent être appelés à défaut d'enfants, il n'aurait pas pris soin de dire que la représentation leur était interdite au cas où tous les enfants du grevé seraient décédés avant lui.

Tous les enfants du grevé, sans distinction d'âge ni de sexe, doivent être appelés.

4° Lorsque la charge de restitution est nulle, parce qu'elle s'étend au delà d'un degré, ou bien parce qu'elle s'écarte des autres conditions prescrites par les art. 1048 et 1049, la substitution n'étant plus dans l'exception, est prohibée et tombe sous le coup de l'art. 896, d'où la disposition entière est nulle.

5° Le donateur ou le testateur ne peut grever que la quotité de biens dont la loi lui permet de disposer. Il en était ainsi dans l'ancien droit : « Nos coutumes, dit Pothier, Traité des Substi-« tions, n° 119, conservent à nos héritiers légi-« times certaines portions dans les biens de « notre succession qui ne sont susceptibles « d'aucune substitution à leur préjudice, et « qu'on appelle, pour cet effet, réserve coutu-« mière. »

6° La substitution ne peut être faite à titre universel ou à titre particulier, par testament ou par donation entre vifs, que dans les formes exigées pour la validité de ces actes ; quand elle a été acceptée par le donataire grevé, le donateur ne pourrait plus la révoquer, même du consentement de ce dernier. Il ne pourrait pas non plus, par une convention postérieure, faite avec le donataire seulement, décharger celui-ci de l'obligation de restituer. Pothier dit qu'avant l'odonnance de 1747 ce point faisait question : « Le donataire n'étant chargé de la substitution que par le concours de la volonté du donateur qui a fait cette donation à cette charge, et de la sienne qui l'a acceptée à cette condition, semblait devoir en être déchargé par le concours de leurs volontés contraires ; la substitution ayant été faite sans que le substitué y fût intervenu, paraissait pouvoir être défaite sans lui, dans un temps où, n'étant point encore ouverte, elle n'avait pu lui acquérir aucun droit. Néanmoins, l'ordonnance a décidé le contraire. Elle porte, art. 11 : « Les substi-« tutions faites par contrat de mariage ou « par donations entre vifs, bien et dûment « acceptées, ne pourront être révoquées, ni « les clauses d'icelles changées, diminuées, « augmentées par aucune convention posté-« rieure. » Cette disposition, suivant nous, est implicitement comprise dans l'art. 1052.

7° Une donation pure et simple au profit d'un enfant, d'un frère, est susceptible d'être convertie en substitution, au moyen d'une nouvelle libéralité entre vifs ou testament, faite par le donateur au donataire, sous la condition que les biens précédemment donnés seraient grevés de restitution.

Remarquons qu'il n'est pas nécessaire que les biens donnés en second lieu soient eux-mêmes grevés de restitution.

Une fois qu'il accepte, le grevé ne serait plus admis à renoncer à la seconde donation pour s'en tenir à la première. Cette conversion de la première donation en substitution ne peut porter préjudice aux droits que le donataire aurait antérieurement consentis sur les biens donnés.

CHAPITRE III.

EFFETS DES SUBSTITUTIONS PERMISES.

L'effet général de toute substitution permise est de donner au grevé, dès le jour où la première donation produit ses effets, un droit actuel sur les biens, et aux appelés un droit éventuel, une espérance. Cette propriété résolutoire du grevé pourrait entraîner avec elle de graves inconvénients, si elle n'était pas scrupuleusement surveillée. D'une part, l'impuissance des appelés à faire valoir leurs droits compromettrait l'exécution des volontés du disposant; d'autre part, l'ignorance où les tiers pourraient se trouver de l'existence de cette propriété résolutoire du grevé nuirait au crédit public. Ne peut-il pas arriver que le grevé dissipe les capitaux, vende les meubles à vil prix, détériore les immeubles, au préjudice des appelés? Ne peut-il pas tromper, par l'apparence d'une grande fortune, les tiers qui verraient, à sa mort, les biens qu'ils croyaient leur gage, et en considération desquels ils avaient suivi sa foi, leur échapper et passer francs et quittes de toutes charges dans les mains des appelés?

Prévoyant ces fâcheux résultats, le législateur y a remédié par des mesures protectrices des droits de chacun. Parmi ces mesures, les unes sont dans l'intérêt des appelés ; les autres, dans l'intérêt des tiers.

Les mesures prises par la loi dans l'intérêt des appelés sont au nombre de quatre : 1° nomination d'un tuteur à la substitution ; 2° confection d'un inventaire des biens substitués ; 3° vente des meubles compris dans la substitution ; 4° emploi des capitaux.

1° *Nomination d'un tuteur à la substitution.* — Le Code Napoléon, dans les art. 1055 et 1057, prescrit la nomination d'un tuteur chargé de veiller à l'exécution des volontés du défunt. L'art. 1073 rend ce tuteur personnellement responsable s'il ne s'est pas de tous points conformé à la loi pour la confection de l'inventaire, la vente du mobilier, l'emploi des capitaux et la transcription de la substitution ; mais ses biens ne sont pas frappés de l'hypothèque légale de l'art. 2121. En effet, quoique qualifié de tuteur, ce n'est qu'un curateur, car il est de principe qu'un tuteur n'est jamais appelé à gérer seulement certaines espèces de biens ; au surplus l'ordonnance de 1747, à laquelle le Code a emprunté nombre de ses règles sur cette matière, dans son titre 2, art. 5, parlait d'un curateur et non d'un tuteur. Enfin on ne peut créer des hypothèques légales par interprétation, et l'art. 2121 ne parle formellement que du tuteur des mineurs et interdits, termes qui ne s'appliquent pas au tuteur de l'appelé qui doit exister alors même que ce dernier serait majeur.

Le substituant peut nommer ce tuteur dans l'acte qui contient la substitution (art. 1055), ou par un acte postérieur, pourvu qu'il soit en la forme authentique; par là le législateur a voulu mettre la nomination de ce tuteur à l'abri de toutes les difficultés qu'entraîne avec lui l'acte sous seing privé. Mais il ne faudrait pas, suivant nous, aller jusqu'à dire que le tuteur nommé dans un testament olographe postérieur à la substitution ne serait pas valablement nommé, sous peine de se mettre en contradiction avec les art. 392 et 398 du Code Napoléon. Pourquoi donc ne pourrait-on pas faire isolément cette nomination dans un testament olographe, alors que tout le monde reconnaît valables la substitution et la nomination du tuteur faites en même temps dans un testament olographe? Si le disposant n'a pas nommé de tuteur à sa disposition, le grevé doit en faire nommer un dans le délai d'un mois à partir de la mort du disposant ou du jour où depuis cette mort il a eu connaissance de la substitution.

Le grevé doit faire procéder à cette nomination sous peine de perdre le bénéfice de la donation à lui faite; telle est la règle écrite dans l'art. 1057 que nous allons à dessein citer en entier.

« Le grevé qui n'aura pas satisfait à l'art. 1056 *sera déchu* du bénéfice de la disposition, et dans ce cas le droit pourra être déclaré ouvert au profit des appelés, à la diligence soit des appelés s'il sont majeurs, soit de leur tuteur ou curateur s'ils sont mineurs ou interdits, soit de tout parent des appelés majeurs, mineurs ou interdits, ou même d'office à la diligence du procureur impérial du tribunal du lieu où la succession s'est ouverte. » Les auteurs ne sont pas d'accord sur le sens qu'il faut donner à cet art. 1057. Les uns, s'appuyant sur les mots, *le droit pourra être déclaré ouvert*, enseignent que l'ouverture du droit des appelés et la déchéance à prononcer contre le grevé sont purement facultatives pour le juge. D'autres veulent que la déchéance ne soit prononcée qu'autant qu'il y a des appelés. Pour nous, nous croyons avec MM. Delvincourt et Maleville que le juge est obligé dans tous les cas de prononcer la déchéance si le grevé ne s'est pas conformé à l'art. 1056. Si les appelés n'existent pas encore au moment de la déchéance, les biens seront administrés par le tuteur qui les remettra aux appelés.

2° *Inventaire des biens compris dans la substi-*

tution. — Cette formalité n'est pas nécessaire quand il s'agit d'un legs particulier, ou d'une donation de meubles, puisqu'elle n'est valable qu'autant qu'elle contient un état estimatif des biens donnés (art. 948).

Lorsque la substitution porte sur l'universalité ou une partie aliquote des biens du disposant, l'art. 1058 exige la confection d'un inventaire fait, suivant les formes ordinaires, dans le délai de trois mois après le décès du disposant. Il sera prudent d'ajouter un état estimatif des immeubles, en même temps que l'on prisera à juste prix les meubles et effets mobiliers, ainsi que les bestiaux et ustensiles aratoires servant à faire valoir les terres (art. 1058 et 1064).

Cet inventaire doit être fait à la requête du grevé, en présence du tuteur à la substitution, aux frais des biens compris dans la disposition. Si le grevé négligeait de remplir cette obligation dans le mois suivant les trois mois accordés au grevé, les personnes mentionnées dans l'art. 1057 pourront faire faire cet inventaire, en y appelant le grevé et le tuteur nommé à la substitution (art. 1061).

3° *Vente du mobilier.* — Les meubles dépérissent et se déprécient facilement ; il était donc de l'intérêt des appelés de ne point les laisser en nature dans les mains des grevés. L'art. 1061 en prescrit la vente et la conversion en argent.

Sont exceptés de cette vente nécessaire : 1° les meubles meublants et autres choses mobilières comprises dans la substitution, avec charge expresse de les conserver en nature (art. 1063, conforme à l'ordonnance de 1747, tit. 2, art. 8, tit. 1, art. 4, 5 et 7); 2° Les bestiaux et ustensiles servant à l'exploitation du fonds substitué. Le grevé est seulement tenu de les faire priser et estimer, afin de pouvoir, lors de la restitution, rendre des bestiaux et ustensiles de même valeur (art. 1064, ordonnance de 1747, tit. 1er, art. 6).

Mais pourquoi, peut-on dire, le législateur a-t-il pris soin de permettre la conservation des bestiaux et ustensiles, puisque, les rangeant parmi les immeubles dans l'art. 524, il ne les a pas compris dans l'art. 1062, qui ne s'applique qu'aux meubles? Voici l'explication bien simple de cette prétendue contradiction; le titre où se trouve l'art. 1064 fut décrété le 3 mai 1803, tandis que le titre de la distinction des biens ne le fut que le 25 janvier 1804, alors que les rédacteurs du Code ne savaient pas encore s'ils admettraient le principe de l'immobilisation par destination du propriétaire.

L'ordonnance de 1747, rédigée dans un esprit aristocratique, était peu favorable à la restitution des meubles, comme on peut le voir par son art. 5 du titre 1, ainsi conçu : « Les biens mentionnés dans l'art. 4, deniers comptants, meubles, droits et effets mobiliers, ne pourront être chargés de substitution particulière qu'en cas qu'il aura été ordonné expressément par l'auteur de la substitution qu'il sera fait emploi des deniers comptants ou de ceux qui proviendront de la vente ou du recouvrement desdits meubles, droits ou effets mobiliers. » Les choses servant à l'usage ou à l'ornement des châteaux, les bestiaux et ustensiles aratoires, pouvaient seuls être conservés en nature.

Le Code Napoléon n'a certainement pas interdit les substitutions particulières de meubles. La vente du mobilier dont il est ici question doit nécessairement être faite dans le délai de six mois, à compter du jour de la clôture de l'inventaire, puisque l'art. 1065 veut que l'emploi des deniers en provenant soit fait dans ce délai.

4° *Emploi des capitaux.* — Dans le délai de six mois après la clôture de l'inventaire (article 1065), le grevé doit faire emploi des capitaux compris dans la substitution, ainsi que de ceux qui proviennent du prix de la vente des meubles. Quant aux sommes recouvrées après la clôture de l'inventaire, elles doivent être placées dans le délais de trois mois (article 1066).

Aux termes de l'art. 1067, cet emploi doit

se faire conformément à la volonté de l'auteur de la substitution; sinon, les capitaux doivent être employés à acheter des immeubles, ou à acquérir des priviléges sur des immeubles, dernier résultat que l'on obtiendra par la subrogation, conformément aux art. 1250-1° et 2° et 2103-2° et 5°.

Des auteurs ont prétendu à tort qu'un placement avec première hypothèque remplirait le vœu de la loi; nous ne le croyons pas, car cette première hypothèque pourrait se trouver précédée par des priviléges. L'emploi doit se faire à la diligence et en présence du tuteur à la substitution (art. 1068).

La loi n'accorde pas, comme l'ordonnance de 1747, tit. 2, art. 17, d'hypothèque légale aux appelés sur les biens du grevé pour assurer la restitution des biens; c'est un motif de plus pour le tuteur de la substitution de veiller à l'accomplissement scrupuleuse des précautions prises par la loi.

Mesures prises dans l'intérêt des tiers.

Nous avons déjà montré plus haut quels fâcheux résultats produirait vis-à-vis des tiers la propriété résolutoire du grevé, si elle n'était pas connue d'eux. L'art. 1067 est ainsi conçu : « Les dispositions par actes entre vifs « ou testamentaires, à charge de restitution, « seront, à la diligence soit du grevé, soit du

« tuteur nommé pour l'exécution, rendues « publiques : savoir, quant aux immeubles, « par la transcription des actes sur les regis- « tres du bureau des hypothèques du lieu de la « situation; et quant aux sommes colloquées « avec privilége, sur les immeubles par l'ins- « cription sur les biens affectés au privilége. »

L'acte contenant une libéralité faite avec charge de restitution doit donc être transcrit en entier. Si la substitution est faite par donation entre vifs, la transcription avertit les tiers, premièrement, que le donateur n'est plus propriétaire ; secondement, que le donataire est grevé de la charge de rendre et n'a, par conséquent, qu'une propriété résolutoire. Dans le cas prévu par l'art. 1052 ou par l'effet d'une seconde donation, une première se réunit à elle pour ne plus faire qu'une même donation avec charge de restitution; la charge de restitution doit être mentionnée en marge de la première donation. Le testament doit être transcrit comme la donation. Il ne faut pas confondre la publicité de la donation avec la publicité de la substitution, leur but est différent. En effet, le but de la transcription de la donation est d'avertir les tiers que le donateur n'est plus propriétaire et que les droits qui leur seraient par lui consentis tomberaient à la demande du donataire. Le but de la transcription de la substitution est d'avertir les tiers : premièrement, que le donateur n'est plus propriétaire ; secondement, que le grevé n'étant propriétaire que sous condition résolutoire, ne peut leur concéder des droits d'une autre nature que le sien.

L'insinuation des donations, disait Pothier dans son Traité des Substitutions, section 1re, art. 4, n° 21, est requise pour que l'on sache que le donateur a donné son bien, afin que ses héritiers ou que ceux qui contracteraient avec lui ne soient pas induits en erreur; au lieu que l'insinuation des substitutions est requise non pour qu'on sache que le donateur, auteur de la substitution, a donné, mais pour qu'on sache que le donataire est grevé de substitution et que les biens dont on le voit en possession ne sont pas libres.

Soucieux d'éviter tout procès sur la connaissance de la substitution, le législateur a décidé que les tiers ne seraient pas censés la connaître si elle n'a pas été transcrite, quand bien même ils en auraient eu connaissance autrement (article 1071). Cette règle existait déjà dans l'ordonnance de 1747, comme on peut le voir dans le passage suivant de Pothier : « Les tiers acquéreurs et les créanciers peuvent opposer le défaut d'insinuation, quand même il serait justifié qu'ils ont eu connaissance de la substitution dans le temps qu'ils ont contracté avec le grevé ; l'ordonnance de 1747 le décide, article 33. On aurait pu en douter, car ces formalités n'ayant été établies que pour empêcher que ceux qui contractaient avec le grevé ne fussent induits en erreur, il aurait pu sembler que ceux qui n'ont pas été induits en erreur à cause de la connaissance qu'ils avaient de la substitution, ne peuvent se plaindre ni opposer qu'elle n'a pas été insinuée. Les raisons de décider au contraire sont que les formalités ne se suppléent pas, que la loi ayant voulu qu'on donnât connaissance de la substitution par la voie de l'insinuation, à tous ceux qui contracteraient avec le grevé, toute autre connaissance qu'ils ont pu en avoir d'ailleurs ne doit pas être considérée. Le législateur a porté une loi générale à laquelle il faut satisfaire.

Si le législateur eût laissé la liberté d'entrer dans la discussion du fait; si celui qui a contracté avec le grevé a eu connaissance ou non de la substitution, cette discussion aurait pu donner lieu à des procès qu'il était de la sagesse de la loi de retrancher; les lois étant établies non-seulement pour y mettre un terme, mais pour les empêcher de naître. »

Mais après que la transcription de la substitution a été faite, les tiers qui contractent avec le grevé n'acquièrent que des droits résolubles au jour de l'ouverture de la substitution ; vainement diraient-ils qu'ils n'ont pas eu connaissance de la propriété résolutoire du grevé.

Toullier pousse ce principe si loin, qu'il prétend que cette résolution aurait lieu même dans le cas où les appelés seraient héritiers purs et simples des grevés ; suivant lui, ils pourraient évincer néanmoins les tiers acquéreurs en leur remboursant toutefois leur prix d'acquisition, frais et loyaux-coûts du contrat. Il est vrai que l'ordonnance de 1747, article 31, titre 2, le décidait ainsi.

Mais quant à nous, il nous semble que dans le silence du Code Napoléon, c'est aller bien loin, surtout si on se rappelle les réflexions de Furgole sur cette disposition exceptionnelle de l'ordonnance de 1747. « La disposition renfermée dans l'article 31 du titre 2, disait-il, est nouvelle ; elle n'a aucun fondement dans le droit, elle est même contraire aux principes qu'il établit, car l'héritier pur et simple représente le défunt ; en sorte que comme celui qui a vendu une chose et doit la garantir, ne peut pas l'évincer, quoique la propriété lui parvienne par quelque autre droit, suivant les lois du titre du Digeste, *de exceptione rei venditæ et traditæ*, de même l'héritier pur et simple du vendeur ne peut pas la revendiquer, quoiqu'elle lui parvienne par un droit autre que celui qui lui vient en qualité d'héritier du vendeur, suivant la loi 14, au Code, *de rei vendicatione*; la loi 3, au Code, *de rebus alienis non*...; la loi 93, au Digeste, *de evictione*, et autres textes desquels on a tiré la maxime : *quem de evictione tenet actio, eumdem agentem repellit exceptio.* »

En supposant qu'une substitution n'ait point été transcrite, qui pourra se prévaloir du défaut de transcription? Les art. 1070 et 1071 répondent à cette question de la manière suivante : « 1070. Le défaut de transcription de l'acte contenant la disposition, pourra être opposé par les créanciers et tiers acquéreurs, même aux mineurs et aux interdits, sauf le recours contre le grevé et contre le tuteur à l'exécution, et sans que les mineurs ou interdits puissent être restitués contre ce défaut de transcription, quand même le grevé et le tuteur se trouveraient insolvables. »

« 1071. Les donataires, les légataires, ni même les héritiers légitimes de celui qui aura fait la disposition, ni pareillement leurs donataires, légataires ou héritiers, ne pourront, en aucun cas, opposer aux appelés le défaut de transcription ou inscription. »

Il résulte de ces deux articles, que tous les tiers intéressés ne peuvent pas opposer aux appelés ce défaut de transcription ou d'inscription; ceux qui ont acquis leur droit à titre onéreux peuvent seuls s'en prévaloir. De ce nombre sont les créanciers hypothécaires ou non des grevés, ceux qui ont acquis d'eux à titre onéreux, et non pas les acquéreurs à titre gratuit. Telle était l'opinion de Pothier, et rien ne prouve que le Code s'en soit écarté. Au surplus, cette différence se justifie fort bien ; si les acquéreurs à titre onéreux n'étaient pas autorisés à opposer le défaut de transcription, ils seraient en perte, ruinés peut-être ; quant aux acquéreurs à titre gratuit, ils ne perdent pas, ils manquent seulement de s'enrichir.

Les ayants cause universels du grevé n'ayant pas plus de droit que lui, ne peuvent pas opposer le défaut de transcription.

Quant à ceux qui tiennent leur droit du disposant, si la donation a été transcrite, ils ne peuvent pas opposer le défaut de transcription ou inscription de la substitution, puisqu'ils n'y ont aucun intérêt. Observons enfin que le tuteur à la substitution et le grevé sont responsables envers les appelés, s'ils ne se sont pas conformés aux règles qui leur sont tracées par la loi. La minorité du grevé, l'insolvabilité même de son tuteur, ne le mettraient pas à l'abri de ces recours (art. 1073 et 1074). Examinons maintenant les droits des grevés et ceux des appelés.

Droits des grevés. — Le grevé, nous l'avons

déjà dit, est propriétaire sous condition résolutoire ; ce serait à tort que l'on assimilerait son droit sur les biens à celui d'un usufruitier ; de grandes différences les séparent. Ainsi le grevé n'est pas comme l'usufruitier obligé de donner caution ; il a droit au remboursement de ses dépenses, jusqu'à concurrence de la plus-value donnée aux biens, tandis que l'usufruitier n'y a aucun droit.

Enfin, propriétaire sous condition résolutoire, il peut, pour la durée de sa propriété, consentir des droits réels, pouvoir que n'a pas l'usufruitier.

Les actes du grevé ne sont donc pas opposables à l'appelé ; toutefois cette règle n'est vraie qu'avec certains tempéraments. L'appelé ne serait point admis à les critiquer s'il avait accepté purement et simplement la succession du grevé, hypothèse qui se rencontrera souvent dans la pratique, car n'oublions pas que l'appelé est nécessairement le fils du grevé.

Mais quand bien même l'appelé n'aurait pas accepté la succession pour s'en tenir à la substitution, il est certains actes à l'abri de la résolution du droit de leur auteur ; l'appelé ne pourrait revendiquer contre ceux qui peuvent se prévaloir de la maxime : *En fait de meubles possession vaut titre* (art. 2279).

De même, si le grevé a consenti des baux sans

fraude, l'appelé ne pourra pas les faire annuler. Nous fondons cette décision sur un argument d'analogie tiré de l'art. 1673. Il est dit, dans cet article, qu'en cas de vente à réméré, le vendeur qui exercera son droit et rentrera dans sa propriété devra respecter les baux faits sans fraude par l'acquéreur, qui n'était cependant propriétaire que sous condition résolutoire. Mais le législateur a voulu, dans l'intérêt du propriétaire sous condition suspensive, comme dans l'intérêt du propriétaire sous condition résolutoire, donner toute sécurité aux preneurs. D'ailleurs, tout le monde le reconnaît, le grevé est administrateur, et des baux de courte durée sont des actes d'administration.

Les payements faits entre les mains des grevés sont valablement faits, et les débiteurs ne sont pas, vis-à-vis des appelés, garants de l'emploi des deniers en acquisition d'immeubles ou en placement avec privilége.

Si dans une nécessité urgente ou dans un but de véritable utilité, le grevé s'est adressé à la justice pour obtenir l'autorisation d'aliéner, et l'a obtenue, l'appelé ne pourra pas en demander la résolution, car la justice est présumée avoir fait ce qui lui était le plus avantageux. De plus, il ne serait pas admissible que des tiers eussent à craindre une éviction alors qu'ils n'ont traité que sur la foi d'un jugement. Le grevé a-t-il subi une expropriation, l'appelé doit se contenter de l'indemnité qui lui a été payée, pourvu que cette indemnité n'ait été acceptée que sur l'autorisation du tribunal, conformément à l'article 13 de la loi du 3 mai 1841. La transaction faite par le grevé en présence du tuteur à la substitution, et conformément à l'art. 467 du Code Napoléon, ne peut être critiquée par l'appelé. Le grevé a été partie dans un procès engagé sur les biens substitués; il a gagné, pas de difficultés, l'appelé en profite. Mais s'il a perdu, l'appelé est-il lié par cet échec judiciaire? Voici ce que Pothier disait à ce sujet : « Le grevé de la substitution étant, avant l'ouverture de la substitution, le vrai et seul propriétaire des biens substitués, il suit de là que toutes les actions actives et passives résident en sa seule personne, *ipsi et in ipsum competunt.* »

D'où il suit que ce qui est jugé sur ces actions avec le grevé, avant l'ouverture de la substitution, doit tenir après l'ouverture de la substitution; et que lorsque la chose a passé en force de chose jugée, le substitué ne peut pas revenir contre, pourvu néanmoins que le grevé se soit défendu et que l'arrêt et le jugement aient été rendus sur les conclusions des gens du roi; faute de quoi ce substitué pourrait se pourvoir par la requête civile, après l'ouverture de la substitution, dans les six mois de la signification qui lui aurait été faite de l'arrêt ou jugement, lequel délai ne courra point contre les mineurs, ou dans l'année si la substitution est faite au profit d'une communauté ou église. » Telle était la règle de l'ordonnance de 1747, art. 49, 50 et 51.

Doit-il en être de même sous le Code Napoléon? Nous ne le pensons pas. Le Code n'a pas reproduit l'art. 50 de l'ordonnance de 1747. Le jugement rendu contre le grevé ne pourra avoir d'effet qu'autant qu'il aurait été représenté dans la cause par le tuteur à la substitution.

C'est encore une question délicate que celle de savoir quel sera vis-à-vis des appelés le sort des prescriptions qui ont couru contre le grevé avant l'ouverture de la substitution. Cette question, controversée en droit romain, dans notre ancien droit français comme nous l'avons vu dans une autre partie, l'est encore par les interprètes du Code Napoléon. D'éminents jurisconsultes pensent que la prescription qui a couru contre le grevé ne produit pas d'effet contre l'appelé; ils se fondent sur ce que les appelés n'ayant pas pu interrompre la prescription, puisque peut-être ils n'étaient pas encore nés, il faut leur appliquer la règle : *contra non valentem agere non currit præscriptio*. Les biens substitués sont aliénables, ajoutent-ils, et l'art. 2226 en défend la prescription. D'autres jurisconsultes

sultes décident que dans tous les cas, les appelés devront respecter les prescriptions qui ont couru contre les grevés. Ils repoussent la première objection tirée de la règle *contra non valentem agere, non currit præscriptio*, au défaut que cette règle n'est écrite nulle part dans la loi, que la prescription est d'ordre public et qu'il n'y a de causes de suspension que celles indiquées par la loi ; au surplus, disent-ils, en supposant même l'existence de cette règle sous le Code Napoléon, les appelés ne pourraient pas l'invoquer, car ils sont représentés par le tuteur à la substitution, qui, en interrompant la prescription, n'aurait pas dépassé la limite de ses pouvoirs. Quant à l'art. 2226, ils disent que par biens hors du commerce, il entend non pas les biens frappés d'une inaliénabilité momentanée, mais bien d'une inaliénabilité absolue, comme les places de guerre, les routes.

Pour nous, plus éclectiques dans notre solution, nous pensons avec plusieurs autorités graves, que les appelés devront respecter la prescription qui a couru contre les grevés, mais qu'ayant été appelés aux biens dès l'origine sous une condition suspensive qui s'est enfin réalisée, on peut les regarder comme ayant été propriétaires rétroactivement; en sorte que la prescription n'aura pas couru pendant leur minorité.

Que si la prescription a couru au profit du grevé, pour savoir si le bénéfice lui sera personnel ou profitera aux appelés il faudra distinguer entre la prescription libératoire et la prescription acquisitive. Dans le premier cas le doute n'est pas possible, la prescription profitera aux appelés; dans le second, le plus souvent le bénéfice de la prescription acquisitive sera personnel au grevé, à moins que les circonstances ne prouvent qu'il a agi dans l'intérêt de la substitution.

L'appelé sera encore obligé de rembourser au grevé toutes les dépenses par lui faites autres que celles d'entretien.

Droit des appelés avant l'ouverture de la substitution. Avant ce moment leur droit se réduit à une simple espérance; en conséquence ils ne peuvent exercer aucune action faisant présumer un droit acquis, mais ils sont admis à exercer celles que l'on nomme conservatoires, parce que leur droit éventuel fait qu'ils ont intérêt à la conservation des biens.

Droit des appelés après l'ouverture de la substitution. Après ce temps, le droit des appelés est un véritable droit de pleine propriété ordinaire. Mais quand s'ouvre leur droit? C'est ce que nous allons examiner.

L'ouverture des substitutions a lieu : 1° par la mort naturelle du grevé; 2° par la déclaration d'absence du grevé ; 3° par la déchéance prononcée contre lui en vertu de l'art. 1057 ; 4° par l'arrivé du terme, si le disposant a assigné à la restitution une autre époque que celle de sa mort.

Ces quatre causes d'ouverture de la substitution n'offrent pas de difficultés ; il n'en est pas de même de la cinquième, qui a besoin d'être bien comprise ;

5° Par l'abandon anticipé du grevé. Il faut distinguer avec soin si le grevé a abandonné la jouissance seulement ou la propriété. Dans le premier cas tous les auteurs sont d'accord qu'il n'y a pas ouverture de la substitution, car le droit de propriété reste sur la tête du grevé jusqu'à sa mort ; il n'y a pas même ouverture de la substitution quant à la jouissance seulement. Les appelés ont été gratifiés de cette jouissance par le grevé, qui aurait pu en gratifier une autre personne ; c'est donc de lui, et non du disposant que les appelés tiennent cette jouissance en qualité de simples donataires, *non a gravante, sed a gravato*. D'où il suit que ceux-là peuvent seuls en profiter qui étaient déjà nés ou conçus au moment de la donation, et qu'ils ne sont pas tenus de partager avec les enfants dont la naissance serait postérieure à cette époque.

Dans le second cas au contraire, c'est-à-dire le cas de l'abandon de la propriété, il y a réellement ouverture de la substitution; mais cette ouverture est-elle définitive ou provisoire? Pothier pensait qu'elle était définitive pour les appelés recueillant les biens au moment de l'abandon. « Si la restitution anticipée, dit-il dans son Traité des Substitutions, n° 194, a été faite à quatre personnes, et que trois soient mortes avant l'accomplissement de la condition de la substitution, celle qui est restée seule peut-elle prétendre aux portions des trois prédécédées? Il semblerait qu'elle le pourrait; néanmoins, il y a lieu de soutenir qu'elle n'y est plus recevable, car, en consentant de recevoir avec les trois autres, elle a consenti que la substitution fût ouverte, sans attendre l'accomplissement de la condition, et elle n'est pas recevable à revenir contre le consentement qu'elle a donné. »

Quant aux appelés non encore conçus à l'époque de l'abandon, il est évident que leurs droits n'ont pas pu être anéantis par la convention intervenue entre le grevé et les appelés.

Ainsi, sous le Code Napoléon, voici comment les choses se passeront : Soient deux appelés auxquels les biens grevés auront été remis, ils seront, chacun vis-à-vis l'un de l'autre et du grevé, propriétaires irrévocables de leur portion; ils pourront, sauf la survenance d'un appelé, en disposer comme ils le voudront, et s'ils meurent avant le grevé, leur part ira à leurs héritiers, et non à leur coappelé. Que s'il naît après ce prédécès un nouvel appelé, il aura bien sa moitié; mais elle lui sera fournie en un quart par l'appelé survivant et un quart par les héritiers de l'appelé prédécédé.

Cet abandon anticipé ne peut pas nuire aux créanciers du grevé, qui ont compté sur ces biens, et dont la créance a date certaine avant cet abandon; peu importe qu'elle ne soit que chirographaire. Ils continueront d'exercer leurs droits sur les biens abandonnés jusqu'au jour où la restitution légale aurait dû s'effectuer. Bien entendu, nous supposons le cas où les biens personnels du grevé ne leur suffiraient pas. Dans le cas contraire, de quoi pourraient-ils se plaindre?

De même, si après cet abandon anticipé, les appelés mouraient avant le grevé ses créanciers pourraient se faire payer sur ces biens; c'est bien juste, car si l'abandon n'eût pas eu lieu, la substitution aurait été caduque, et les biens substitués, en devenant la propriété incommutable du grevé, seraient devenus le gage de ses créanciers.

Il n'y a pas de doute non plus que les tiers qui auraient acquis du grevé des immeubles sujets à restitution, ne pourraient pas, après l'abandon anticipé, être évincés par les appelés, car cette convention intervenue entre le grevé et les substitués ne doit pas leur nuire. Si les appelés survivent au grevé, alors seulement ces biens leur seront restitués; que s'ils prédécèdent, les tiers conserveront à tout jamais la propriété des biens par eux acquis des grevés. L'ordonnance de 1747, dont nous rapportons le texte, était formelle sur ce point, et rien ne prouve que le Code se soit écarté d'une si juste décision. « Art. 42. La restitution du fidéicommis, faite avant le temps de son échéance, par quelque acte que ce soit, ne pourra empêcher que les créanciers du grevé de substitution, qui seront antérieurs à la dite remise, ne puissent exercer sur les biens substitués, les mêmes droits et actions que s'il n'y avait pas eu de restitution anticipée, et ce jusqu'au temps où le fidéicommis devait être restitué, ce qui aura lieu même à l'égard des créanciers chirographaires, pourvu que leur créance ait une date certaine avant ladite remise.

« Art. 43. Ne pourra pareillement ladite restitution anticipée nuire à ceux qui auraient acquis des biens substitués de celui qui aura fait ladite restitution, et ils ne pourront être évincés par celui à qui elle aura été faite qu'après le temps où le fidéicommis aurait dû lui être restitué. »

Certains auteurs ajoutent à ces cas d'ouverture de la substitution les suivants, que nous n'admettons pas.

1° *La déchéance prononcée contre le grevé en cas d'abus de jouissance, par analogie avec l'article* 618. — Ces auteurs nous semblent étendre la peine prononcée contre l'usufruitier au grevé, sans qu'un texte formel les y autorise.

2° *Révocation de la première donation pour cause d'indignité du grevé.* — Dans ce cas, suivant nous, les biens retournent au donateur, qui les rend aux appelés à la mort du grevé indigne.

3° *La révocation de la première donation pour cause d'inexécution des conditions.* — Alors nous pensons que la substitution tombe avec la donation principale. Il en serait de même si le grevé refusait d'accepter la donation. Le Code Napoléon n'a apporté qu'une seule exception formelle au principe de la résolution de la propriété du grevé par l'ouverture de la substitution ; nous la trouvons dans l'art. 1054.

La femme du grevé, en cas d'insuffisance de ses biens libres, a un recours sur les substitués, mais seulement pour la reprise du capital des deniers dotaux, et si le disposant l'a expressément ordonné. Le Code s'est montré plus sévère vis-à-vis des femmes que l'ordonnance de 1747, dont l'art. 44, titre 1, accordait un recours, tant pour les fruits ou intérêts de la dot, que pour le fonds ou le capital.

Terminons ce chapitre en indiquant les cas d'extinction de la substitution. Ce sont les cas suivants :

1° Absence complète d'appelés au jour du décès du grevé.

2° Refus des appelés de recueillir la substitution.

3° Épuisement des degrés de la substitution (cela n'est vrai que sous la loi de 1826).

4° Perte des biens substitués.

5° Révocation soit par la survenance d'un enfant au donateur, soit par ingratitude des appelés, soit par inexécution des conditions, du fait du grevé.

CHAPITRE IV.

PREUVE DES SUBSTITUTIONS PERMISES.

Pour prouver une substitution permise, il faut suivre les règles générales en matière de preuve.

Aux termes des art. 1048 et 1049, une substitution ne peut être valablement faite que dans la forme des donations ou des testaments. Il en résulte que nul ne pourrait être admis à prouver qu'une substitution a été faite en sa faveur s'il ne rapporte l'acte contenant la donation ou le testament. En effet, à quoi bon le prouver autrement? La nullité prononcée par la loi contre les actes qui ne sont pas faits en la forme voulue est sanctionnée par la rescision s'ils ont déjà été exécutés, par le refus d'action s'ils ne l'ont pas encore été; or, n'avoir pas d'action pour faire valoir son droit, autant vaut ne pas en avoir. Pas d'obligation sans sanction ; l'obligation sans sanction est nulle au moins comme obligation civile; alors à quoi servirait à l'appelé de prouver qu'une personne n'est pas civilement obligée envers lui? Celui qui exécuterait une substitution irrégulière en la forme ferait une donation indirecte. La seule preuve admissible en matière de substitution est donc celle qui résulte des actes des donations et des testaments régulièrement faits; peu importe qu'il s'agisse de prouver une substitution permise ou une substitution prohibée; car si la charge de restituer n'est pas écrite dans une donation ou un testament valables, le donataire ne pourra pas être contraint par les appelés d'exécuter cette restitution.

Nous exceptons toujours le cas où les appelés prétendraient que l'acte contenant la substitution a été perdu par suite des circonstances prévues dans l'art. 1348 du Code Napoléon.

SECTION III.

Des majorats.

CHAPITRE PREMIER.

NOTIONS HISTORIQUES PRÉLIMINAIRES.

Nous avons déjà vu que cette institution, fidéicommis graduel et perpétuel en faveur de l'aîné d'une famille, avait pris naissance en Italie du temps de Pépin et de Charlemagne, était passée en Espagne et de là dans le Midi de la France, où elle suivait les règles de droit commun en matière de substitution.

La loi du 14 novembre 1792 en abolit emplicitement l'usage. Le Code de 1803 en fit autant par son art. 896.

Mais après le sénatus-consulte du 28 floréal, an XII, qui reconstitua la monarchie en France, Napoléon rétablit avec les titres de noblesse l'usage des majorats.

Ce fut par le décret du 30 mars et le sénatus-consulte du 14 août 1806, dont l'art. 6 est ainsi conçu : « Quand le chef du gouvernement le jugera convenable, soit pour récompenser de grands services, soit pour exciter une utile émulation, soit pour concourir à l'éclat du trône, il pourra autoriser un chef de famille à substituer ses biens libres pour former la dotation d'un titre héréditaire que le chef du gouvernement érigerait en sa faveur, reversible à son fils aîné ou à naître et à ses descendants en ligne directe de mâle en mâle par ordre de primogéniture. »

Le Code, en changeant de nom pour prendre celui du grand génie qui avait présidé à sa rédaction, mentionna dans le troisième alinéa de l'art. 896 le changement apporté à la législation par le sénatus-consulte du 14 août 1806; « Néanmoins, dit l'art. 896, les biens libres formant la dotation d'un titre héréditaire que l'empereur aurait érigé en faveur d'un prince ou d'un chef de famille pourront être transmis héréditairement ainsi qu'il est réglé par l'acte du 30 mars 1806 et celui du 14 août suivant.»

Mais ne nous y trompons pas, l'empereur ne voulait point ainsi rétablir les substitutions prohibées, car, comme le fait remarquer M. Bigot Préameneu dans son exposé des motifs, cette loi spéciale, bornant à un petit nombre de cas de la plus haute importance, ceux où il sera fait exception à la règle générale qui défend les substitutions, confirme cette règle.

Telle fut l'origine sous le Code d'une première espèce de majorats, dits majorats sur demande.

Le décret du 1er mars 1808 reconnut en outre des majorats appelés de propre mouvement, parce qu'ils consistaient dans une dotation tirée du domaine extraordinaire de l'État. Ce décret a organisé toute la matière des majorats, nous l'examinerons dans notre chapitre troisième, où nous traiterons des effets des majorats.

D'autres actes législatifs complétèrent l'organisation de cette institution; tels sont les décrets du 24 juin 1808, du 2 février 1809, l'avis du conseil d'État du 8 juillet, et celui du 5 août 1809; les décrets du 3 mars 1810, du 14 octobre 1811, du 22 décembre 1812, du 11 novembre 1813. Ajoutons encore les ordonnances royales du 15 juillet 1814, du 5 décembre 1814, du 8 octobre 1814, du 25 août 1817; enfin, les lois du 12 mai 1835 et du 7 mai 1849, sur lesquelles nous allons nous arrêter un instant.

La loi du 12 mai 1835 est ainsi conçue: « Article 1. Toute institution de majorats est interdite à l'avenir; art. 2. Les majorats fondés jusqu'à ce jour avec des biens particuliers, ne pourront s'étendre au-delà de deux degrés, l'institution non comprise; art. 3. Le fondateur d'un majorat pourra le révoquer en tout ou en partie ou en modifier les conditions. Néanmoins il ne pourra exercer cette faculté s'il existe un appelé qui ait contracté antérieurement à la présente loi un mariage non dissous ou dont il soit resté des enfants. En ce cas, le majorat aura son effet restreint à deux degrés, ainsi qu'il est dit dans l'article précédent; art. 4. Les dotations ou portions de dotations consistant aux biens soumis au droit de retour en faveur de l'Etat continueraient à être possédées et transmises conformément aux actes de l'investiture et sans préjudice des droits d'expectative ouverts par la loi du 5 décembre 1814.

Cette loi, comme on le voit, ne toucha pas aux majorats de propre mouvement, il eût été injuste de dépouiller les familles des biens qu'elles avaient reçu en récompense de services rendus à l'Etat; d'un autre côté, si l'avent consolide ces biens dans les mains des possesseurs, l'Etat se serait trouvé privé du droit de retour qui doit s'effectuer un jour à son profit.

Mais elle interdit à l'avenir toute institution de majorats et permet aux fondateurs de majorats sur demande de révoquer ou de modifier les majorats par eux constitués, à moins toutefois qu'il n'existe à l'époque de la promulgation de la loi un appelé ayant contracté un mariage non dissous, ou ayant encore des enfants de ce mariage. Cette dernière disposition prouve le respect du législateur pour la stabilité des conventions matrimoniales.

Lorsque la révocation était permise et qu'elle avait lieu, elle était constatée par une ordonnance du roi. Si le constituant n'usait pas de la révocation, le nombre des restitutions était limité à deux, c'est-à-dire que les biens devenaient libres dans les mains du petit-fils du constituant.

Après la révolution de Février, l'assemblée constituante fut saisie de deux propositions relatives aux majorats ; l'une, de M. de Parieu, est ainsi conçue :

Art. 1. Les majorats de biens particuliers conservés jusqu'à deux degrés, l'institution non comprise par la loi du 12 mai 1835, sont abolis; les biens qui y étaient affectés seront libres dans les mains de ceux qui en sont actuellement investis.

Art. 2. Toutefois les droits de pension des veuves des titulaires dans les proportions fixées par le décret du 1er mars 1808, suivant l'état des descendances seront conservés, soit par une hypothèque légale frappant les immeubles affectés aux majorats à la date du présent décret, soit par l'inaliénabilité des rentes nécessaires pour le service des pensions jusqu'à leur extinction.

Le 9 juin cette proposition fut développée devant l'assemblée ; prise en considération, elle fut renvoyée au comité de législation civile et criminelle.

Peu de temps après M. Flocon fit une autre proposition dont voici le texte :

Art. 1. L'article 2 de la loi du 12 mai 1835 relative aux majorats est et demeure abrogé.

Art. 2. Les biens formant les majorats ayant existé jusqu'à ce jour sont désormais soumis au droit commun.

Le comité examina ces deux propositions, qu'il rejeta comme trop absolues. En effet, l'abrogation pure et simple de la loi de 1835 eût lésé des droits acquis, contrarié des arrangements de famille. On peut voir dans le rapport, remarquable à tous égards, de M. Valette, représentant du Jura, que de combinaisons furent imaginées, que d'essais furent tentés pour régler à nouveau cette importante question des majorats. Tous avaient leurs inconvénients et leurs inconséquences, aussi finit-on par se contenter de perfectionner la loi de 1835 en corrigeant les défauts que le temps y avait montrés.

Avant de rapporter le texte de la loi de 1849, nous citerons quelques passages du rapport que nous invoquions tout-à-l'heure, et dont la simplicité et la précision feront toucher au doigt le but et le sens de la loi de 1849, qui régit maintenant la matière des majorats. Il y avait lieu de régler les points suivants, lisons-nous dans ce rapport : « 1° Trancher la question à laquelle ont donné lieu les mots *l'institution* non comprise, de l'article 2 de la loi du 12 mai 1835, mots qui paraissent d'abord fort clairs, mais sur le sens desquels plusieurs passages des rapports faits dans les chambres ont jeté de l'incertitude ; par suite, décider en s'attachant au sens naturel des termes et à l'opinion la plus générale, que la transmission ne peut avoir lieu qu'à deux degrés à partir de la personne sur la tête de qui le majorat a été établi ou institué, que par exemple le majorat ayant été fondé par l'aïeul, il passera au fils, puis au petit-fils entre les mains duquel les biens deviendront libres.

On sait que dans tous les temps, le législateur a procédé par voie d'interprétation réglementaire, afin de trancher pour l'avenir des questions obscures, et de tarir ainsi des sources de discussions et de procès ;

2° Déclarer que les biens des majorats deviendront libres entre les mains des titulaires actuels, lorsqu'il n'existera aucun appelé. Il est évident que cette mesure ne peut léser aucun intérêt proprement dit. En même temps prévenir ici, par l'intervention de la magistrature et à l'aide de moyens puisés dans la loi civile, le danger d'expropriations trop brusques, qui pourraient être désastreuses dans les circonstances actuelles ;

3° Supprimer la retenue annuelle du dixième, prescrite par l'article 6 du décret du 1er mars 1808, sur le revenu des majorats qui sont en rentes sur l'État ou en actions de la Banque, et organisée, quant aux rentes seulement, par le décret du 4 juin 1809. Aux termes de ce dernier décret, les arrérages du dixième des rentes doivent être touchés par la caisse d'amortissement, et employés par elles en acquisitions de nouvelles rentes.

Le but de cette retenue était d'élever successivement le chiffre du revenu, afin que la dépréciation probable de l'argent fût insensible aux générations futures, et n'affectât point l'opulence relative qu'on voulait leur assurer.

Mais aujourd'hui ce motif n'a plus de valeur, puisque les majorats doivent s'éteindre dans un temps assez court pour qu'on n'ait pas à craindre une diminution sensible dans la valeur de l'argent. Conserver cette retenue serait tout simplement enrichir le futur possesseur aux dépens du possesseur actuel ; aussi, des jurisconsultes distingués, tels que M. Parant, qui a approfondi cette matière dans un travail des plus remarquables, ont-ils paru regretter que le changement que nous proposons n'ait pas déjà été accompli dans la loi du 12 mai 1835.

4° Déterminer les droits de mutation qui doivent être payés lors de la transmission du majorat. A cet égard la législation actuelle présente, comme on l'a vu plus haut, une certaine complication qu'il sera bon de faire disparaître.

D'abord, aux termes de l'article 6 du premier décret du 24 juin 1808, les mutations par décès de biens composant un majorat, donnent ouverture à un droit égal à celui qui est perçu pour les transmissions d'un simple usufruit en ligne directe. Ce droit est imposé à l'appelé et à la veuve, par proportion. Ensuite, d'après le décret du 4 mai 1809, articles 14 et 29, le successeur qui réclame le titre d'un majorat est tenu de payer un cinquième du revenu du majorat, dont moitié doit appartenir à la Légion-d'Honneur et moitié au sceau des titres, aujourd'hui à l'État. Or, ce cinquième du revenu peut être pris comme équivalent, en terme moyen un pour cent du capital, en sorte que le nouvel appelé se trouve en définitive payer, tant à l'État qu'à la Légion-d'Honneur, un et douze pour cent du capital, c'est-à-dire douze pour cent de plus qu'un autre successible en ligne directe.

Mais il faut observer que dans la pratique le cinquième du revenu se paie mal, parce que les nouveaux appelés se mettent fort souvent en possession des biens sans demander au ministère de la justice l'investiture du majorat et la délivrance des lettres-patentes.

Il conviendrait donc de simplifier ces perceptions en établissant un droit uniforme, qui serait celui de la mutation ordinaire de propriété en ligne directe. Ce droit serait ainsi de un pour cent tant sur les immeubles réels que sur les actions de la Banque et les rentes, actions et rentes qui ont été immobilisés aux termes des statuts.

5° Déclarer, pour éviter toute incertitude, que les titulaires qui voudront dans les cas prévus par la loi libérer les biens de leurs majorats et en conséquence obtenir la main-levée de l'inscription hypothécaire ou la mobilisation des actions et des rentes, devront à cet effet s'adresser au ministère de la justice et, au cas de refus de sa part, aux tribunaux, qui prononceront comme sur toute autre question de propriété. Cette marche est conforme à l'esprit des décrets du 4 mai 1809, art. 5 et 18 et du décret du 14 octobre 1811, art. 7. L'assemblée, après ce rapport fait au nom du comité, adopta la loi suivante.

Art. 1er. Les majorats de biens particuliers qui aurait été transmis à deux degrés successifs à partir du premier titulaire sont abolis. Les biens composant ces majorats demeureront libres entre les mains de ceux qui en sont investis.

Art. 2. Pour l'avenir, la transmission limitée à deux degrés, à partir du premier titulaire, n'aura lieu qu'en faveur des appelés déjà nés ou conçus lors de la promulgation de la présente loi.

S'il n'existe point d'appelés à cette époque, ou si ceux qui existaient décèdent avant l'ouverture de leurs droits, les biens du majorat deviendront immédiatement libres entre les mains du possesseur.

Art. 3. Pendant une année à partir de la promulgation de la présente loi, lorsqu'une saisie sera pratiquée sur les biens devenus libres en vertu de l'article précédent, les juges pourront toujours, quelle que soit la nature du titré, appliquer l'art. 1244 et surseoir aux poursuites ultérieures pendant les délais qu'ils détermineront.

Art. 4. Il n'est rien innové quant au droit spécial de révocation conféré au fondateur par l'art. 3 de la loi du 12 mai 1835.

Art. 5. Dans les cas prévus dans les art. 1, 2 et 4 de la présente loi, le ministre de la justice statuera sur les demandes en radiation, soit de transcription hypothécaire, soit de l'annotation spéciale de l'immobilisation des rentes sur l'État ou des actions de la Banque de France.

Sur son refus les parties intéressées pourront se pourvoir devant les tribunaux ordinaires qui statueront définitivement.

Art. 6. Sont abrogées, relativement aux majorats de biens particuliers, les dispositions du décret du 1er mars 1808, art. 6, et du décret du 4 juin 1809, relatives à la retenue et à la capitalisation du dixième du revenu des rentes sur l'État ou des actions de la Banque de France.

Art. 7. La mutation par décès d'un majorat de biens particuliers donnera ouverture au droit de transmission de propriété en ligne directe.

La taxe d'un cinquième d'une année de revenu établie par le décret du 4 mai 1809 est abolie pour l'avenir.

Il ne sera perçu qu'un droit de transmission d'usufruit mobilier sur la pension de la veuve.

CHAPITRE II.

NATURE ET CARACTÈRES CONSTITUTIFS DES MAJORATS.

Un majorat, dit Merlin dans son Répertoire, est un fidéicommis graduel, successif, perpétuel, indivisible, fait dans la vue de conserver le nom, les armes et la splendeur d'une maison, et destiné à toujours pour l'aîné de la famille.

On distinguait trois sortes de majorats : la première espèce, créée par le décret du 14 août 1806, comprend, sous le nom de majorats sur demande, les biens libres qu'une personne a été autorisée, par le chef de l'État, à constituer en majorat ; la seconde espèce, créée par le décret du 1er mars 1808, est formée avec des biens du domaine extraordinaire donnés au titulaire par le chef de l'État. Voici le préambule de ce décret remarquable : « L'objet de cette institution a été non-seulement d'entourer notre trône de la splendeur qui convient à sa dignité, mais encore de nourrir au cœur de nos sujets une louable émulation en perpétuant d'illustres souvenirs et en conservant aux âges futurs l'image toujours présente des récompenses qui, sous un gouvernement juste, suivent les grands services rendus à l'État.

« Désirant ne pas différer plus longtemps les avantages assurés par cette grande institution, nous avons résolu de régler par ces présentes les moyens d'exécution propres à l'établir et à garantir sa durée.

« La nécessité de conserver dans les familles les biens affectés au maintien des titres, impose l'obligation de les excepter du droit commun et de les assujétir à des règles particulières qui, en même temps qu'elles en empêcheront l'aliénation ou le démembrement, préviendront les abus en donnant connaissance à tous nos sujets de la condition dans laquelle ces biens sont placés. »

L'empereur prenait ces libéralités sur son domaine extraordinaire, composé : 1° des biens acquis en vertu des traités soit patents, soit secrets; des biens acquis à titre onéreux en France, tels que rentes sur l'État, actions de la Banque de France et biens immeubles payés soit aux particuliers, soit au Trésor public, et enfin des actions des canaux du Loing ou du Midi, cédés au domaine extraordinaire par l'État, payé en numéraire; 2° des biens conquis à l'étranger.

Après la loi du 15 mai 1818, qui réunit le domaine extraordinaire aux biens de l'État, ces majorats devinrent fort rares, parce qu'ils ne purent plus être constitués que dans les formes requises pour les aliénations des biens de l'État, c'est-à-dire par une loi.

Il existait encore une troisième espèce de majorats appelés mixtes, parce qu'ils se composaient en partie de biens donnés par le chef du gouvernement, en partie de biens fournis par le fondateur.

CHAPITRE III.

EFFETS DES MAJORATS.

Le premier effet de la constitution d'un majorat consiste dans la transmission des biens de mâle en mâle par ordre de primogéniture à la dépendance en ligne directe, légitime ou adoptive. Toutefois, le fils adoptif ne peut recueillir qu'après avoir été autorisé par le chef de l'État. Les biens qui forment le majorat sont inaliénables; ils ne peuvent être engagés ni saisis, si ce n'est avec autorisation du souverain et à charge de remploi, pourvu qu'en le constituant, le fondateur n'ait pas dépassé la quotité disponible. Les revenus eux-mêmes de ces biens ne peuvent être saisis ou délégués que pour dettes privilégiées indiquées par les art. 2101 et 2103, 4° et 5° du Code Napoléon, et encore pour une année de revenus seulement.

L'usufruit légal ne s'exerce pas sur ces biens; la veuve du titulaire n'a droit qu'à une pension du tiers, en cas de minorité de son enfant; de la moitié, en cas d'extinction du majorat. D'après le décret du 10 mars 1808, art. 6, un dixième du revenu du majorat devait être retenu et capitalisé.

Une ordonnance de 1817 régla les majorats formant la dotation d'un titre de pair. Quant aux effets des majorats, sous les lois du 12 mai 1835 et du 6 mai 1849, les textes de ces lois que nous avons cités les indiquent fort clairement.

CHAPITRE IV.

PREUVE DES MAJORATS.

La constitution des majorats ne pouvait se faire qu'en remplissant certaines formalités : demande devrait être faite par le fondateur au chancelier. Si elle paraissait admissible, il était dressé un acte indicatif des biens propres à entrer dans le majorat. Cet acte était transcrit au bureau hypothécaire de la situation de chacun des immeubles et après quinzaine depuis cette transcription ; ces biens devenaient inaliénables pendant un an. Le procureur général près le conseil devait purger les hypothèques pesant sur ces immeubles ; enfin l'année expirée, le conseil du sceau des titres donnait un avis ; après cet avis l'empereur rendait un décret. La preuve ne courrait donc qu'en représentant l'acte contenant ce décret. Après ces lois du 12 mai 1833 et du 3 mai 1849, ceux qui réclamaient le bénéfice d'un majorat devaient en en outre prouver qu'ils étaient nés ou conçus avant la promulgation de ces lois, et qu'il n'y avait encore eu qu'un degré de restitution.

En cette matière, la compétence était exceptionnelle; ainsi le conseil du sceau des titres connaissait des demandes en constitutions de majorats et des contestations qui leur sont relatives. Le conseil d'État était compétent pour tout ce qui intéressait leur conservation, les tribunaux ordinaires jugeaient les questions de propriété ou de jouissance relatives aux biens substitués et les contestations entre le grevé et les appelés, pour abus de jouissance ou détériorations.

CINQUIÈME PARTIE.

LOI DE 1826.

CHAPITRE Ier.

NOTIONS HISTORIQUES, PRÉLIMINAIRES.

En 1826, le gouvernement du roi désireux d'affermir le trône tout en l'entourant d'un nouvel éclat, mais mal inspiré sans doute dans le choix de ses moyens, proposa aux chambres un projet de loi capable de bouleverser tout le système de notre Code sur les successions.

Une partie de ce projet, le droit d'aînesse, échoua, l'autre, comme on l'a dit spirituellement, fut plus heureuse et échappa au naufrage, ce fut la loi du 12 mai 1826, sur le rétablissement des substitutions autorisées à regret par Daguesseau, l'auteur de l'ordonnance de 1747.

Ce rétablissement rencontra de nombreux adversaires : un pair de France disait : « les substitutions sont de véritables poisons pour les sociétés, cependant on veut à toute force les imposer à la France, et pour quelles raisons? A ceux qui les craignent on dit que le remède est à côté du mal, que les mœurs, peu favorables à ce genre de disposition, en restreindront l'usage, que la réduction à deux degrés en préviendra l'abus, mais que l'adoption du principe est nécessaire au salut de la monarchie. A ceux qui les désirent comme un apanage de l'ancien régime, on les présente comme un premier pas vers le rétablissement de ce qui existait autrefois. »

Telle fut la vigueur avec laquelle les auteurs de ce projet de loi le défendirent, qu'on vit des ministres s'élever contre un amendement réclamé par toute une commission cédant aux sentiments du cœur et à la voix de la droite raison.

Il s'agissait de permettre aux tribunaux d'obliger, comme en Espagne, le possesseur de biens substitués, de nourrir leurs frères dans l'indigence. Les ministres se refusèrent à cet amendement malgré le vicomte Lainé qui leur disait avec ironie, au sein de la chambre des pairs « Refuser cet article additionnel, ce serait créer une substitution de misère à côté d'une substitution de fortune inépuisable; en l'autorisant, la chambre ne fera que venir au secours d'enfants à naître, qu'elle vient de permettre de déshériter pendant plusieurs générations. Je ne fais, ajoutait-il en terminant, qu'une humble pétition qui ne pourra point paraître séditieuse, car elle est faite pour des êtres encore dans le sein de Dieu, et qui feront bien d'y rester si l'amendement est rejeté. » Malgré cette loi, destinée à consolider le trône, quatre ans après sa promulgation, la monarchie disparaissait devant une tourmente populaire.

CHAPITRE II.

NATURE ET CARACTÈRES CONSTITUTIFS DES SUBSTITUTIONS PERMISES PAR LA LOI DE 1826.

L'article unique de la loi de 1826 est ainsi conçu : les biens dont il est permis de disposer, aux termes des art. 913, 915 et 916 du Code, pourront être donnés en tout ou en partie par actes entre-vifs ou testamentaires, avec la charge de les rendre à un ou plusieurs enfants du donataire nés ou à naître jusqu'au deuxième degré inclusivement.

Seront observés, pour l'exécution de cette disposition, les art. 1051 et suivants, jusque et y compris l'art. 1074.

Les substitutions permises par cette loi renferment d'abord les trois conditions essentielles aux substitutions permises par les art. 1048 et 1049, c'est-à-dire : 1° véritable obligation pour le grevé de conserver ; 2° de conserver jusqu'à sa mort ; 3° pour rendre à cette époque à un tiers désigné par le disposant. Mais outre ces caractères, elles en ont d'autres qui leur sont propres, ainsi : 1° sont permises non seulement les substitutions en faveur des petits-enfants du disposant ou des enfants de ses frères ou sœurs, mais en faveur des enfants de tout donataire ou légataire, même étranger au disposant laissant des enfants, sauf l'application des règles sur la quotité disponible ; 2° la charge de restitution peut exister, non seulement au profit des fils du donataire ou légataire, mais encore au profit de ses descendants jusqu'au deuxième degré de restitution ; 3° la restitution peut se faire à tel ou tel des enfants du grevé. Le texte de cette loi a fait naître quelques difficultés que l'on résout facilement en consultant les discussions qu'elle provoqua dans les chambres des pairs et des députés.

Observons d'abord que les mots *enfants du donataire* n'ont pas ici le sens restreint que nous leur avons donné en parlant des art. 1048 et 1049 ; ces mots ne comprennent pas seulement les fils du donataire mais les descendants de ce donataire. Le mot *enfants*, disait le garde des sceaux, est une expression générique qui s'applique aux petits-enfants et arrière-petits-enfants.

Nous avons vu que dans l'art. 1048 du Code, il fallait entendre ces expressions (au premier degré du donataire) comme s'appliquant non pas au degré de substitution, mais au degré de parenté. Ici c'est le contraire, ces expressions *jusqu'au deuxième degré* doivent s'entendre des degrés de substitution. Le doute n'est pas possible, car le rapporteur disait à la chambre que la loi s'écartait du Code en ce que la charge de rendre pourrait s'étendre à deux degrés de restitution. Au surplus la majorité des auteurs adopte cette interprétation.

CHAPITRE III.

EFFETS DES SUBSTITUTIONS PERMISES PAR LA LOI DE 1826.

Le but de ceux qui avaient proposé la loi de 1826 était de revenir à l'ordonnance de 1747 ; ils y étaient arrivés à cela près que les restitutions ne pouvaient se faire que dans la descendance du donataire.

Ainsi, sous cette loi, un disposant pouvait donner sa quotité disponible à qui bon lui semblait, charger le donataire de rendre ces biens à tel ou tel de ses enfants, chargé lui-même de rendre à tel ou tel de ses enfants.

Au reste, sous tous les autres rapports, la loi de 1826 avait laissé subsister la règle prohibitive des substitutions : serait donc nulle pour le tout la disposition par laquelle le disposant aurait chargé le donataire de rendre à d'autres que tel ou tel de ses enfants. Devrait encore être considérée nulle pour le tout, en vertu de l'article 896, et non réductible à deux degrés, une disposition qui contiendrait, par exemple, trois ou plus degrés de restitution.

CHAPITRE IV.

PREUVE DES SUBSTITUTIONS.

La preuve des substitutions permises ne peut se faire que par la représentation de l'acte contenant la disposition. Nous nous référons à tout ce que nous avons dit à ce sujet, en traitant des substitutions permises par le Code Napoléon.

SIXIÈME PARTIE.

LOI DE 1849.

CHAPITRE UNIQUE.

Après la révolution de février, en même temps qu'il faisait le rapport dont nous avons parlé plus haut, M. Valette, réprésentant du Jura, proposait, au nom d'une commission, l'abolition de la loi de 1826, et le retour à des lois meilleures, celles du Code de 1803.

La proposition fut adoptée, et la chambre, le 7 mai 1849, vota une loi ainsi conçue : « La loi du 17 mai 1826, sur les substitutions, est abrogée.

Les substitutions déjà établies sont maintenues au profit de tous les appelés nés ou conçus lors de la promulgation de la présente loi. Lorsqu'une substitution sera recueillie par un ou plusieurs des appelés dont il vient d'être parlé, elle profitera à tous les autres appelés du même degré, ou à leurs représentants quelleque soit l'époque où leur existence aura commencé.

Ce dernier article s'applique aux substitutions déjà faites en vertu de la loi de 1826. Les droits des appelés, nés ou conçus au moment de la promulgation de la présente loi, sont maintenus. Bien plus, l'appelé dont le droit est ainsi maintenu, doit souffrir le concours des autres appelés, nés ou conçus depuis la promulgation de la présente loi, qui n'auraient pu, s'ils eussent été seuls, se prévaloir du bénéfice de la substitution.

Par ce moyen, le législateur ennemi de toute rétroactivité, a voulu faire disparaître sans violence la loi de 1826, et rendre comme insensible la transition de l'ancien régime au nouveau.

A la fin de ce travail, nous ne pouvons nous défendre d'une juste admiration pour les institutions du Code de 1803, sur la matière que nous avons traitée, institutions dictées par l'équité et la raison, fruits de l'expérience des siècles et des enseignements des d'Aguesseau, des Pothier et des Domat.

POSITIONS SUR LES MATIÈRES DE LA THÈSE.

DROIT ROMAIN.

I. Il peut arriver, dans un cas donné, que le substitué pupillaire du fils mort impubère n'ait à payer que certains legs mis à sa charge.

II. Si le père et le fils impubère institué par lui ont été pris successivement, et sont morts tous les deux chez l'ennemi, le substitué pupillaire ne peut se prévaloir de la substitution faite à son profit.

III. Le substitué pupillaire du fils impubère peut-il se prévaloir du bénéfice d'abstention dont jouissait l'impubère? Cette question reçoit une réponse différente suivant les juriconsultes romains que l'on consulte, et il est impossible de les concilier.

IV. Il peut se faire que l'institué pour la totalité des biens du père, également subtitué à la totalité des biens du fils, s'il meurt impubère, recueille toute l'hérédité de ce dernier mort impubère, alors qu'il n'a pu recueillir qu'une partie des biens du père.

V. Celui qui est institué héritier du testateur et substitué pupillairement au fils de ce testateur, peut recueillir l'hérédité du fils bien qu'il n'ait pu recueillir l'hérédité du père et réciproquement.

VI. Le substitué pupillaire donné à l'adrogé par l'adrogeant, peut recueillir la quarte Antonine et tout ce qui est advenu à l'adrogé mort impubère à cause de l'adrogeant.

VII. Le droit du substitué pupillaire peut être limité à un âge moindre que celui de la puberté.

VIII. Le substitué donné par le père naturel à son fils impubère, ensuite adrogé par un tiers, n'aura à la mort de cet impubère qu'une action utile pour prendre ses biens personnels.

IX. Le fidéicommis que le testateur a mis à la charge de son fils, s'il meurt impubère, ne doit pas être confondu avec la substitution pupillaire.

X. Il peut arriver que le substitué vienne à concourir avec l'héritier institué.

XI. La substitution vulgaire réciproque offre de l'intérêt, non seulement sous l'empire des lois caducaires, mais encore sous Justinien qui les abrogea en 534.

XII. La règle : le substitué du substitué est également le substitué de l'institué, offre de l'intérêt sous Justinien, même après l'abrogation des lois caducaires.

XIII. Un testateur qui institue un impubère qu'il n'a pas sous sa puissance, lui fait une substitution pupillaire, puis l'adopte avant sa mort, n'a pas fait une substitution valable.

XIV. Bien que le testament du père ne produise pas d'effet, parce qu'il a été répudié par l'héritier institué, il se peut, dans un cas donné, que la substitution pupillaire soit néanmoins valable.

XV. Une personne qui n'a jamais été sous la puissance d'une autre peut cependant, dans certains cas, être héritière nécessaire de celle-ci.

XVI. Celui qui a été institué héritier du père, et substitué pupillairement au fils, bien qu'il n'ait pas personnellement profité de l'hérédité du père, peut cependant profiter de l'hérédité du fils mort impubère.

XVII. Celui qui ayant deux fils, l'un pubère, l'autre impubère, les a institués et substitués réciproquement, n'a pensé qu'à la substitution vulgaire.

DROIT FRANÇAIS.

I. La charge imposée à l'héritier ab intestat de conserver et de rendre jusqu'à sa mort constitue une substitution prohibée par le Code Napoléon.

II. La substitution fidéicommissaire pure ne forme pas une substitution prohibée par l'article 896.

III. La substitution connue sous le nom de substitution *de eo quod supererit*, ne forme pas une substitution prohibée par l'art. 896.

IV. Dans le cas de la substitution *de eo quod supererit*, le second donataire peut réclamer, à la mort du premier donataire, les biens non aliénés par lui.

V. La faculté donnée au grevé d'élire tel ou tel appelé n'existe plus sous le Code Napoléon.

VI. L'association connue sous le nom de tontine ne forme pas une substitution prohibée par l'art. 896.

VII. La clause de retour, stipulée au profit d'un tiers, contient une substitution prohibée par l'art. 896, d'où il résulte que le premier donataire ne peut recueillir.

VIII. La preuve d'une substitution prohibée ne peut se faire que par la représentation d'un acte passé en la forme des donations entre vifs ou des testaments.

IX. La faculté de substituer, accordée par les art. 1048 et 1049, n'appartient qu'au père et à la mère, au frère et à la sœur; ces derniers sans enfants.

X. La substitution faite au moyen d'une donation entre vifs, par le frère ou la sœur, est révoquée par la survenance, à ce frère ou à cette sœur, d'un enfant, et ne revit pas quand bien même ils décéderaient sans enfants.

XI. La restitution ne peut être établie qu'au profit des fils ou des filles du grevé.

XII. La déchéance, prononcée par l'art. 1057, contre le grevé qui n'a pas fait nommer un tuteur à la substitution, est impérative et non facultative pour le juge.

XIII. L'obligation pour le grevé de vendre les meubles autres que ceux de l'art. 1063 ne comprend pas les meubles incorporels.

XIV. La transaction faite par le grevé, conformément à l'art. 467, et avec le consentement du tuteur à la substitution, est valable.

XV. Les jugements rendus contre le grevé ne lient pas les appelés, à moins qu'ils n'y aient été représentés par le tuteur à la substitution.

XVI. Il doit être nommé un tuteur à la substitution, quand bien même les appelés seraient majeurs.

XVII. Le grevé ne peut pas être déclaré déchu pour abus de jouissance.

XVIII. La révocation de la première donation, pour cause d'inexécution des conditions imposées au grevé, entraîne avec elle la révocation de la substitution.

XIX. La révocation de la première donation, pour cause d'ingratitude du grevé, ne nuit ni ne profite aux appelés.

DROIT CRIMINEL.

I. Les lois pénales peuvent produire un effet rétroactif.

II. Le juge qui doit juger, par voie d'analogie, lorsque la loi civile fait défaut, ne peut, au contraire; juger ainsi quand la loi pénale fait défaut.

III. L'art. 419 du Code pénal est applicable aux entrepreneurs de roulage. Le roulage est une marchandise.

IV. La citation donnée au prévenu par le ministère public interrompt la prescription, quoique le juge devant lequel il est cité soit incompétent pour statuer sur l'acte que la citation lui impute.

V. L'art. 55 du Code pénal contient un cas de solidarité parfaite.

HISTOIRE DU DROIT FRANÇAIS.

I. Les lois barbares étaient personnelles; les individus étaient soumis à la loi de leur origine, et non à la loi du territoire qu'ils habitaient.

II. Sous les deux premières races, le pouvoir législatif appartenait aux assemblées générales de la nation; le roi proposait la loi, le *mallum* l'adoptait.

III. Le pouvoir législatif du parlement se réduisait à des remontrances inefficaces.

IV. Les établissements de Saint-Louis sont dépourvus de tout caractère public, et sont probablement dus à la plume d'un praticien de l'Anjou.

V. Il faut attribuer la séparation de la France en pays de droit coutumier et pays de droit écrit, à l'influence, dans le Nord, des coutumes germaniques, parce que la population germaine y était en majeure partie ; à l'influence, dans le Midi, du droit romain conservé par le bréviaire d'Alaric, et accepté en grande partie par les Visigoths.

DROIT DES GENS.

I. On ne doit pas appliquer aux étrangers les lois de leur pays qui portent atteinte à un principe d'ordre public.

II. Les étrangers doivent rester soumis aux lois personnelles de leur pays.

III. L'exterritorialité accordée à l'hôtel d'un ministre étranger ne va pas jusqu'à autoriser ce ministre à arrêter le cours de la justice criminelle, en donnant asile à des personnes prévenues d'un crime contre l'État.

IV. La caution *judicatum solvi* peut être

exigée de l'étranger demandeur par l'étranger défendeur, comme par le Français défendeur.

V. La mer, même pour la portion couverte par le canon de la côte, n'est pas susceptible de devenir la propriété d'un seul peuple.

Vu par le Président de la thèse,
OUDOT.

Vu par le Doyen,
C.-A. PELLAT.

Permis d'imprimer :
Vu par le Vice-Recteur de l'Académie,
CAYX.

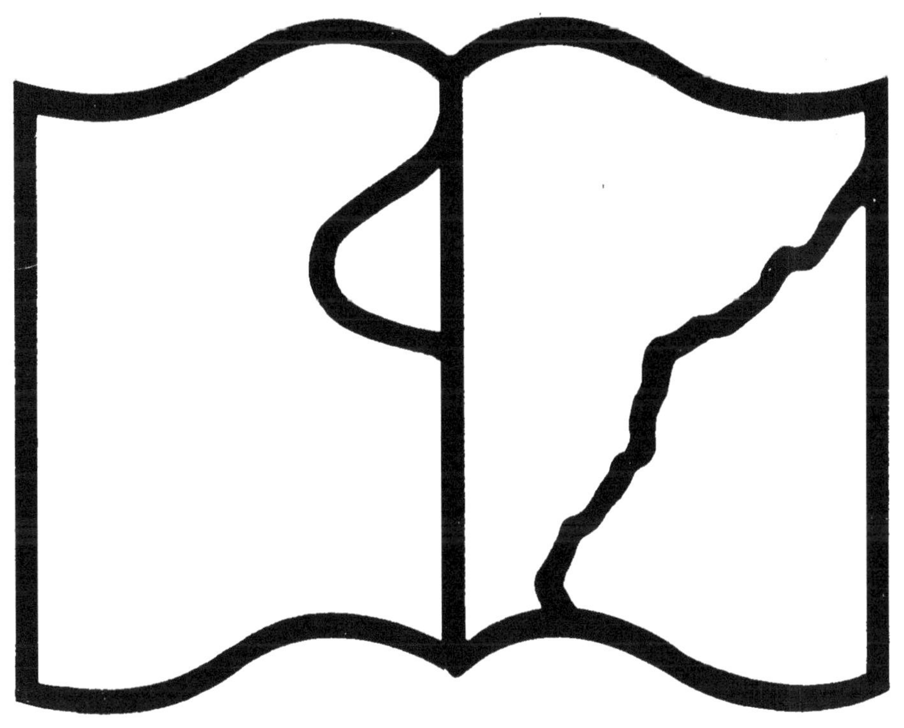

Texte détérioré — reliure défectueuse

NF Z 43-120-11

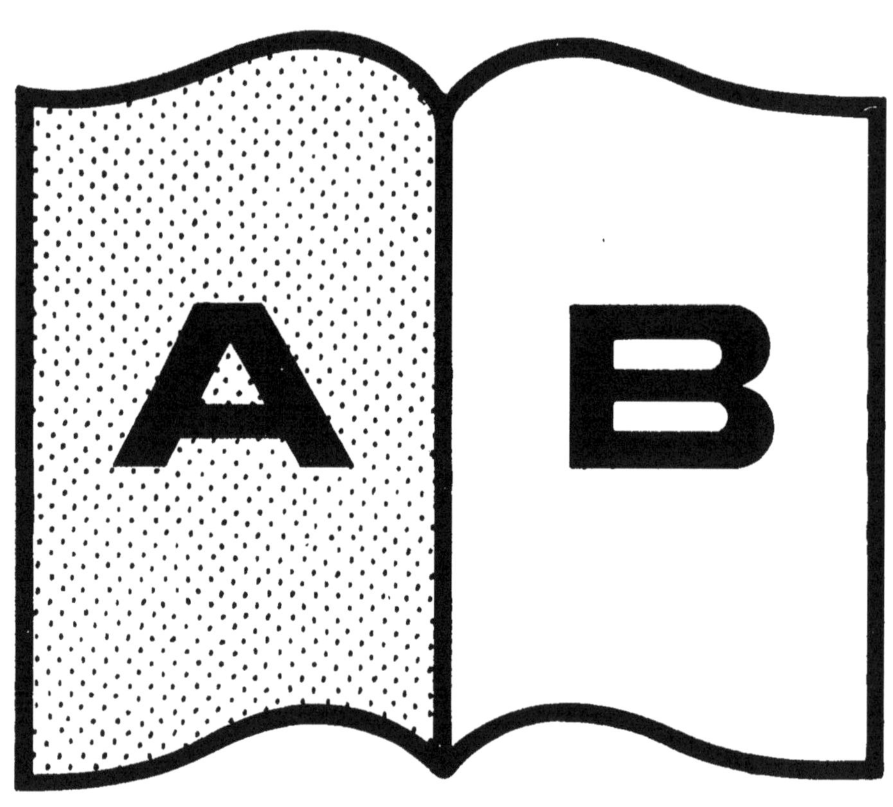

Contraste insuffisant

NF Z 43-120-14

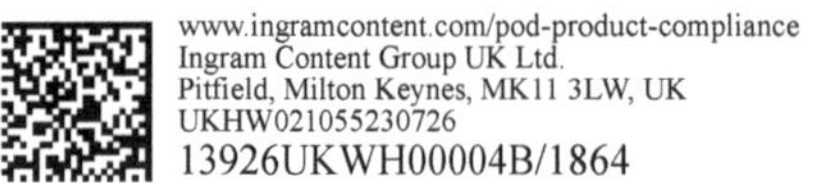
www.ingramcontent.com/pod-product-compliance
Ingram Content Group UK Ltd.
Pitfield, Milton Keynes, MK11 3LW, UK
UKHW021055230726
13926UKWH00004B/1864

9 782016 176443